健康的身体是灵魂的客厅
病弱的身体是灵魂的监狱
——（英）培根

从里到外话健康

闫海军　编著

JIANKANG

金盾出版社

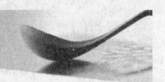

内容提要

　　本书从说健康谈起,详细介绍了常见病的早期信号、临床主要表现、饮食疗法、自然疗法、预防措施、健康生活窍门等知识,其内容丰富,实用性强,是一本适合广大人民群众阅读的好书。

图书在版编目(CIP)数据

从里到外话健康/闫海军编著. —北京:金盾出版社,2009.10
ISBN 978-7-5082-5794-5

Ⅰ. 从⋯　Ⅱ.闫⋯　Ⅲ.保健—基本知识　Ⅳ. R161

中国版本图书馆 CIP 数据核字(2009)第 101366 号

金盾出版社出版、总发行

北京太平路 5 号(地铁万寿路站往南)
邮政编码:100036　电话:68214039　83219215
传真:68276683　网址:www.jdcbs.cn
封面印刷:北京百花彩色印刷有限公司
正文印刷:北京四环科技印刷厂
装订:第七装订厂
各地新华书店经销

开本:787×1092 1/16　印张:16.75　字数:225 千字
2009 年 10 月第 1 版第 1 次印刷
印数:1～11 000 册　定价:29.00 元

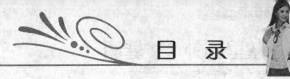

目　　录

第一章　健　康

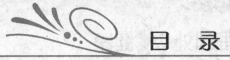

目 录

第一章 健康

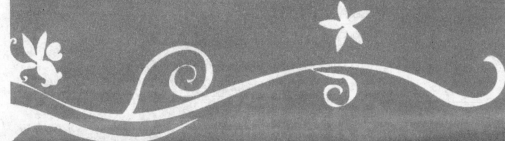

JIANKANG

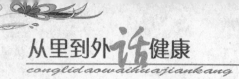

一、健康概念

人生最大的财富不是你有多少钱,也不是你有多少房产,有多少辆车,更不是你有多少个情妇,而是你的健康。是的,你的健康价值百万千万,你的健康使你事业通天,你的健康关乎你的家庭,关乎你的前途,关乎你的一切。

古往今来,有多少圣人在为健康买单,有多少先哲在寻觅长寿的仙丹,有多少智者在盼望自己永远长生不老,有多少尊者在渴望自己变为神仙。然而,现实是残酷的,有多少人没有活到他该活到的年龄,撇下自己心爱的年轻漂亮的妻子,丢下活泼可爱、年幼的孩子,留下千万亿万的房子,剩下时尚潮流豪华的车子,带着遗憾悔恨无奈的样子,很不情愿地去了无声世界。可叹,他们为什么在活着时不注重自己人生最大的财富——健康,临死前才如梦初醒,试图延长自己的寿命,好在父母面前行孝,在妻子面前安抚,在孩子面前嘱咐,在员工面前道歉,在房子车子面前留恋,在大自然面前呼吸。可悲的是,这一切的一切都已为时晚矣。

(一)现代健康的定义

无论你以前怎么听到或解释健康的定义都不重要,但现代的健康定义你一定要记牢:健康不仅是身体没有疾病,而且要有良好的心理状态和生理状态,以及在社会的适应能力。

(二)一生必知的50个健康常识

1. 健康饮食小常识

(1)常吃夜宵,胃不休息,易患胃癌,身体毁矣。

(2)鸡蛋是宝,常食好,每天一个要记牢。

(3)鸡屁股含有致癌物,最好不要吃它,请记住。

(4)饭前吃水果是科学做法,饭后吃水果是错误观念。

(5)女性月经来时,不要喝各类茶,要多吃补血的东西。

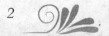

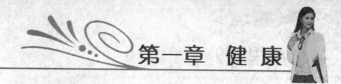

(6)喝豆浆要适量,千万不要加鸡蛋和糖。

(7)番茄不可空腹吃,这个常识记心里。

(8)温开水真奇妙,预防结石它是宝。

(9)睡前3小时不要吃东西,除非发胖不在意。

(10)奶茶"油"、"热能"高,常饮高血压、糖尿病把你找。

(11)刚出炉的面包不宜马上食用,因为它容易导致各种疾病。

(12)每天饮水八大杯,身体健康人不累。

(13)每天十杯水,膀胱癌不找你。

(14)白天多喝水,晚上少喝水。

(15)咖啡适量记心头,失眠胃痛不担忧。

(16)油脂多的食物要少吃,肠胃消化不费力。

(17)下午五点后大餐应少吃,易引起肥胖。

(18)十种快乐的食物要记好:深海鱼,葡萄柚与香蕉,鸡肉,低脂牛奶和樱桃,菠菜,大蒜,番茄及全麦面包。

(19)早晨起床后喝上一杯白开水,清肠,还能预防脑血栓。

2. 健康生活小常识

(1)睡眠时间须记牢,一天8小时不会老。

(2)每天喝酒一杯好,疾病不会把你找。

(3)服用胶囊冷水吞服,睡前半小时前服药且记住。

(4)酸梅使人青春永驻,肝火旺者它是支柱。

(5)脱发因素猛回头:熬夜、压力、烟酒、香鸡排、麻辣锅、油腻食物、调味过重的料理是罪魁祸首。

(6)帮助头发生长的食物为哪些:包心菜、豆类和鸡蛋。

(7)柠檬汁、柳橙汁营养妙,美白、淡化黑斑效果好。

(8)苹果是汽车族、瘾君子、家庭主妇的良药必备,常食就能保持干净的胃。

(9)抽烟又吃维生素,你会容易患癌症。

(10)女性不宜喝茶的五个时期:月经来时、孕妇、临产前、分娩后、更年期。

3

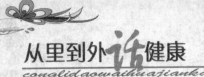
(11)吃药打针固然重要,但康复的观念必不可少。

(12)饮酒导致肝硬化,引发肝癌很可怕。

(13)吃槟榔会导致口腔纤维化,引发口腔癌好可怕。

(14)精细食物缺乏纤维,脂肪胆固醇多胃癌发威。

(15)粗糙食物营养不足,食管癌、胃癌就会起步。

(16)黄曲霉素、亚硝酸类物有致癌性,务必记住。

(17)吸烟危害大,二手烟也要远离它。

(18)不拼酒,不醉酒,饮酒适量莫过头。

(19)少食用盐腌、烟熏、烧烤的食物,你会一生不发胖。

(20)每天摄取新鲜蔬菜与水果,你能过上优质生活。

(21)每天摄取富含高纤维的五谷类及豆类,你干活不会累。

(22)每天摄取的饮食要营养均衡,不要过量和过少。

(23)正确饮食好习惯,早上皇帝午平民,晚上乞丐记心中。

(24)蜂蜜具有美容效,健康美丽离不了。

(25)充电座有辐射,人体害怕它恐吓,远离 30 厘米以上,不放床边身健康。

(26)每天做 100 次俯卧撑,有助于全身锻炼保健康。

(27)保健品都是宝,适量才会效果好。

(28)预防胜于治疗,日常保健不可少。

(29)左(右)手拽右(左)耳各 28 下,耳鸣耳病不再怕。

(30)睡前开窗十分钟,空气清新脑清醒,有益睡眠精神好,学习工作效率高。

(31)半侧身子好入睡,头南脚北方向对,自然规律要记牢,身心健康生活美。

二、健康标准

（一）1978 年的健康标准

不同的人对健康有不同的理解,有人说无病就是健康,也有人说不

 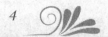

吸烟就是健康,那健康的标准到底是什么呢？这是 1978 年 9 月,世界卫生组织(WHO)和联合国基金会在阿拉木图召开的国际初级卫生保健会议上给健康定的 10 条标准。

1.有充沛的精力,能从容不迫地担负日常生活和繁重的工作,而且不感到过分紧张疲劳。

2.处世乐观,态度积极,乐于承担责任,事无大小,不挑剔。

3.善于休息,睡眠好。

4.应变能力强,能适应外界环境各种变化。

5.能够抵抗一般性感冒和传染病。

6.体重适当,身体匀称,站立时,头、肩、臂位置协调。

7.眼睛明亮,反应敏捷,眼睑不易发炎。

8.牙齿清洁,无龋齿,不疼痛,牙根颜色正常,无出血现象。

9.头发有光泽,无头屑。

10.肌肉丰满,皮肤有弹性。

（二）健康新标准

1999 年世界卫生组织又制定出新的卫生标准:概括为"五快三好",具体又分身体健康和心理健康两个标准。

1.身体健康

(1)吃得快:进食时有良好的胃口,不挑剔食物,能快速吃完一餐饭。说明内脏功能正常。

(2)走得快:行走自如,活动灵敏。说明精力充沛,身体状态良好。

(3)说得快:语言表达正确,说话流利。表明头脑敏捷,心肺功能正常。

(4)睡得快:上床后能很快入睡,且睡得好;醒后精神饱满,头脑清醒。说明中枢神经兴奋、抑制功能协调。

(5)便得快:一旦有便意,能很快排泄完大小便,且感觉轻松。说明胃、肠、肾功能良好。

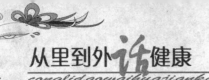
2.心理健康

(1)良好的个性:情绪稳定,性格温和,意志坚强,感情丰富,胸怀坦荡,豁达乐观。

(2)良好的处世能力:观察问题客观现实,具有良好的自控能力,能适应复杂的环境变化。

(3)良好的人际关系:助人为乐,与人为善,有好人缘,能保持心情愉快。

2000年世界卫生组织又提出"合理膳食、戒烟;心理健康,克服紧张压力;体育锻炼"等促进健康的新原则。

综合上述的健康标准,笔者把它归纳为四大要素:均衡的营养,适当的运动,科学的睡眠和良好的心态。

健康小常识——笑的十大好处

(1)抒发健康的感情。　　(6)有助于散发多余的精力。

(2)消除神经紧张现象。　　(7)驱散愁闷。

(3)增加肺的呼吸功能。　　(8)有助于克服羞怯的情绪。

(4)使肌腱放松。　　　　　(9)减轻"社会束缚感"。

(5)清洁呼吸道。　　　　　(10)客观地对待现实。

朋友们,让我们继续读下去吧……

三、均衡营养

人说话的快慢,行动的节奏,思维的敏捷,挣钱的多少,长相如何等等,都与营养有关。一谈到营养,我就记起美国营养学家阿德勒·戴维斯在《吃的营养科学观》书中的一句话:一个人要达到营养均衡,每天要吃40种以上的食物。而我国目前的饮食结构是很难达到的,所以要适当的补充营养保健食品。

众所周知,维持人生命的七大营养素是水、蛋白质、脂肪、糖类(碳水

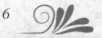

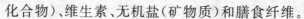

化合物）、维生素、无机盐（矿物质）和膳食纤维。

（一）水

水有调节体温、促进血液循环的功效，它是润滑剂，也是世界上最廉价、最有治疗力量的神药。国内外营养专家认为：一个人每天需饮水2 500毫升，即6～8杯。北京市卫生局向本市市民的推荐量为7杯。为了准确知道我们每天的饮水量，有必要知道一般食物的水分含量，读者可根据此表计算出一天要饮的水量（表1）。

表1　食物含水量

食　物	重量（克）	水（毫升）
馒头	个/约70克	35
面条	碗（8分满）	260
米饭（干）	碗（满）	160
米饭（稀）	碗（满）	320
豆浆	碗（8分满）	220
牛奶	瓶（180毫升）	160
果汁	杯（8分满）	240
瓜类	100	94
豆类	100	70
蔬菜（绿叶）	100	94
蔬菜（块茎）	100	75
香蕉/个（中）	150	80
番茄/个（中）	200	180
苹果/个（中）	300	210
凤梨（份）	100	175
橘子/个（中）	200	130
杨桃/个（中）	150	120
西瓜（份）	250	150
香瓜（份）	200	135
木瓜（份）	200	125

据世界卫生组织的调查,80％的成年人疾病和50％的儿童死亡都与饮用水质不良有关,全球每年至少有1 800万人死于饮用被污染的水而引发的疾病。据21世纪中国预防医学科学院的一项最新研究统计,全国38个主要城市只有28％的居民饮水符合卫生标准;全国9亿人饮用水大肠杆菌含量超标;5亿人饮用水含铁超标;1.8亿人饮用高硬度水;1亿人在饮用高氯化物水;0.8亿人在饮用高硝酸盐水。那什么是饮用水的健康标准呢？现列举如下:硬度,理想指标是170毫克/升左右;总溶解固体,即TDS,理想指标是130毫克/升左右;pH值,偏碱性,对于井水和市政给水在7.0以上。

 健康小常识——五种开水不能喝

(1)在炉灶上沸腾了一整夜或很长时间的水。

(2)装在暖水瓶里存放了几天的开水。

(3)经过反复煮沸残留下来的开水。

(4)开水锅炉中隔夜重煮或没有重煮的开水。

(5)蒸饭、蒸菜时蒸锅的开水。

(二)蛋白质

1.定义 氨基酸是含有氨基和羧基的一类有机化合物的通称。它是组成蛋白质的基本单位,氨基酸通过脱水缩合形成肽链。蛋白质是由一条或多条多肽链组成的生物大分子,每一条多肽链有二十至数百个氨基酸残基,各种氨基酸残基按一定的顺序排列,目前自然界尚未发现蛋白质中有氨基和羧基不连在同一个碳原子上的氨基酸。

2.作用

(1)蛋白质是惟一一种制造新生组织的营养素,可制造肌肉、血液、皮肤和各种身体器官。

(2)为人的免疫系统制造对抗细菌和感染抗体。

(3)在体内制造酶素,有助于将食物转化为热能。

(4)通过血液向细胞输送氧和各种营养素。

(5)调节体内水分的平衡。

(6)具有凝血作用,有助于伤口的复原与愈合。

(7)加速脑细胞的分裂。例如:儿童体内如缺少蛋白质,其脑细胞数目只相当于正常儿童的80%,即造成终身的缺憾。

(8)改善人的遗传基因DNA的形成。

(9)提供多种氨基酸,构成酶和某些激素的成分。

(10)形成抗氧化剂SOD,具有美白皮肤的功效。

3. 人体缺少蛋白质后的症状

(1)通常皮肤无光泽,眼睛无神。

(2)指甲凹凸不平,眼花、耳鸣、头晕、目眩。

(3)姿势不正,机体衰退,消化能力降低。

(4)胃溃疡、糖尿病、高血压等。

4. 每天摄入量 当膳食蛋白质来源适宜时,机体蛋白质代谢处于平衡状态,氮的摄入量与氮的排出量相等称为氮平衡。应当供给儿童青少年较多的蛋白质,使体内有较多的潴留氮,以保证生长发育。即要求氮的摄入量大于氮的排出量,达到正氮平衡。那么,人体每天的摄入量为多少呢?蛋白质供给量应根据不同年龄、生活及劳动环境而定。

通常情况下,成人每日每千克体重为1~1.5克,青少年、孕妇、乳母每天每千克体重为1.5~3克;病人适量增减。如以摄入植物性蛋白为主,可酌情增量,一般来说,18~40岁成年男性,体重以60千克计算,每日蛋白质的供给量应为70~105克;18~40岁的成年女性,体重以53千克计算,每日蛋白质的供给量应为60~85克。

5. 蛋白质来源 我们日常生活中的最佳蛋白质来源是鱼类、瘦肉、豆类、蛋类、奶类、芝麻及葵花子。

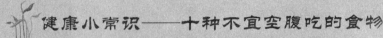

健康小常识——十种不宜空腹吃的食物

（1）牛奶、豆浆：空腹饮用，会将两食物中的蛋白质"被迫"转化为热能消耗。正确饮用方法是与点心、面饼等含糖类的食品同食，或餐后2小时再喝，或睡前喝。

（2）酸奶：空腹饮用酸奶，会使酸奶的保健作用减弱，而饭后两小时饮用，或睡前喝，就可起到促进消化和排气通便的作用。

（3）白酒：空腹饮酒会刺激胃黏膜，久之易引起胃炎、胃溃疡等疾病。

（4）茶：空腹饮茶能稀释胃液，降低消化功能，还会引起"茶醉"，表现为心慌、头晕、头痛、乏力、站立不稳等。

（5）糖：空腹大量吃糖，人体短时间内不能分泌足够的胰岛素来维持血糖的正常值，使血液中的血糖骤然升高容易导致眼疾。

（6）柿子、番茄：含有较多的果胶、单宁，它们与胃酸发生化学反应生成难以溶解的凝胶块，易形成胃结石。

（7）香蕉：香蕉含有较多的镁元素，空腹吃香蕉会使人体中的镁骤然升高而破坏血液中的镁钙平衡，对心血管产生抑制作用，不利于身体健康。

（8）山楂、橘子：含有大量的有机酸、果酸、山楂酸、枸橼酸等，空腹食用会使胃酸猛增，对胃黏膜造成不良刺激，导致胃胀满、嗳气、吐酸水。

（9）大蒜：大蒜含有强烈辛辣味的大蒜素，空腹食蒜，会对胃黏膜、肠壁造成强烈的刺激，引起胃肠痉挛、绞痛。

（10）白薯：白薯中含有单宁和胶质，会刺激胃壁分泌更多胃酸，引起烧心等不适感。

（三）脂肪

1.定义 脂肪是人体热能营养素之一。它可分为饱和脂肪、单不饱和脂肪和多不饱和脂肪。饱和脂肪、单不饱和脂肪是人体可以合成的营养素，多不饱和脂肪却是人体不可缺少的营养素。肉类主要含有饱和脂肪、单不饱和脂肪，以及少量的多不饱和脂肪；橄榄油主要含有单不饱和脂肪，而向日葵子油主要含有多不饱和脂肪。

理论上，我们每天摄入的脂肪总量中，饱和脂肪最多占 1/3，而多不饱和脂肪最少应占 1/3，以提供两种必需脂肪酸：亚油酸和 α-亚麻酸，这两种必需脂肪酸的理想比例应接近于 1：1。实际上是减少饱和脂肪或"氢化"植物油的摄入，调整饮食，增加亚油酸和 α-亚麻酸脂肪的摄入量。

2.脂肪的作用

（1）供给热能并维持体温：脂肪可储存，皮下脂肪有防寒作用，故胖人怕热不怕冷。

（2）构成细胞：构成组织细胞、脑、神经组织、细胞膜、细胞器膜和蛋白质的构成。

（3）促进脂溶性维生素的吸收：维生素 A、维生素 D、维生素 E、维生素 K 等不溶于水，只能溶于脂肪中才被人体吸收和利用。

（4）供给必需脂肪酸：如亚麻油酸，对动脉粥样硬化有缓解作用。

各国饮食习惯不同，对摄入脂肪的要求也不同。发达国家通常摄入脂肪占总热能 35％～45％，发展国家约占 25％；贫穷国家占 15％，甚至还要低；我国占 15％～25％，中老年人应在 30％以下。必需脂肪酸含量占总热能 1％～2％为准。

健康小常识——十种不宜多吃的食物

（1）松花蛋：多吃会引起铅中毒。

（2）味精：每人日平均不应超过 5 克。

（3）方便面：多吃对身体有害。

（4）臭豆腐：多吃会使蛋白质分解。

（5）猪肝：多吃容易引起动脉硬化。

（6）葵花子：多吃影响肝脏功能。

（7）菠菜：多吃引起钙、锌缺乏。

（8）烤牛羊肉：多吃诱发癌症等疾病。

（9）腌菜：多吃容易致癌。

（10）油条：多吃对大脑及神经细胞产生毒害。

（四）糖类（碳水化合物）

1. 定义 糖类又称碳水化合物，是由碳、氢、氧三种元素组成的一类化合物，由植物的叶绿素借光合作用，利用空气中的碳和氧，以及土壤中的水分合成，包括常见的葡萄糖、果糖、蔗糖、淀粉等。

2. 糖类的作用

（1）供给热能：1克糖能提供16.7千焦（4千卡）热能，人体60%的热能由它提供。

（2）保护肝脏：糖除了供给热能，还有保护肝脏和解毒的作用。

（3）抗生酮作用：当糖类供给不足时，身体因病（如糖尿病）不能利用糖类，身体的热能将由脂肪供给；当脂肪氧化不全时，即产生酮体。酮体是酸性物质，在体内积存过多可引起酸中毒。只有糖类适量存在，脂肪才能彻底氧化，因此糖类有抗生酮的作用。

（4）构成细胞等组织：核糖核酸和脱氧核糖核酸是构成细胞质和细胞核的重要成分。

糖类每天摄入量是多少呢？可根据我国膳食习惯，占总热能60%为宜，即450～480克为准。

3. 食物来源 我们日常生活的食物来源是大米，面类，谷类，包括米饭、烙饼、馒头、面条、饺子等食物。

健康小常识——预防高血压十诀

一袋牛奶一个蛋,二便通畅记心间。

三餐饮食宜清淡,四体适度常锻炼。

五色果蔬不间断,每天只吃六克盐。

七情调节莫失控,八方交友心喜欢。

不吸烟来少喝酒,十分松弛心不烦。

百般措施重保健,千万重视常体检。

(五)无机盐(矿物质)

1. 定义 无机盐又叫矿物质,是构成人体组织和维持正常生理功能所必需的元素,它包括常量元素和微量元素两大类。常量元素有钙、磷、钾、钠、氯、镁、硫等,含量较多,约占体重的 3.94%;微量元素有锌、铜、铁、锰、钴、碘、氟、钼、铬、硒等 10 多种元素,它们仅占人体重量的 0.046%。

2. 作用

(1)钙:钙的作用巨大,人体的 206 块骨骼是它形成的,它还支配神经的传导,心率的收缩,以及血液的凝固。如果人体缺钙,就会直接或间接地产生 120 多种疾病。因此,钙对人体极为重要,人一生都离不开钙。

(2)镁:它可以预防和改善骨质疏松,有利于蛋白质的制造、脂肪代谢及遗传基因(DNA)的形成,还可活化酶,抑制神经兴奋,可减少肝、胆、肾的结石形成和软组织的钙化机会,若镁缺乏,会引起血管扩张、充血和心悸。

(3)锌:它对人体生殖器官的发育成熟有重要作用,同时对许多酶的功能发挥也是必需的。

(4)钾:调节心脏、肌肉功能。缺乏时引起肌肉无力、肌肉麻痹、肠闭塞,还可引起感觉迟钝、反射神经低落、发育不良、慢性疾病和高血压。

(5)铜:抗动脉硬化,降低胆固醇和防辐射,有抗癌作用,可壮阳,对阳痿有一定的治疗作用。

(6)铁:制造血液的血红蛋白不可缺少,还可制造肌肉的肌红蛋白。

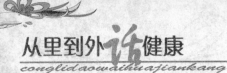

(7)硒:具有很强的抗癌作用。

(8)磷:制造骨、牙齿,对儿童、孕妇极为重要。

(9)锰:能参加体内物质代谢,能以氧化促进剂的作用提高蛋白质在人体内的吸收,缺锰则骨质破坏细胞的活性大大增强,出现骨孔增加,骨组织疏松变脆。

3. 每天无机盐的摄入量。

(1)钙:成人 800 毫克/日;老人及孕妇 1 500 毫克/日;儿童及学生 1 200毫克/日。

(2)镁:成人 300 毫克/日。

(3)锌:成人 10~20 毫克/日。

(4)铜:成人 15~18 毫克/日。

4. 来源 我们日常生活的无机盐主要来源于蔬菜、水果及芽类等。

5. 人体缺少无机盐后症状

(1)钙:儿童易得佝偻病,青年人易患神经衰弱,中年人常失眠,老年人易骨折、痴呆。

(2)镁:常出现神经系统症状,如情绪不稳定、易激动和神经过敏。

(3)铁:主要表现为贫血。

(4)锌:青少年发育迟缓,即长黄头发,不长个,成年人易出现味觉减退及伤口愈合缓慢。

健康小常识——防病的最佳食物

(1)防贫血的食物——动物血。

(2)抗病菌的食物——大蒜,有"绿色青霉素"之称。

(3)防中风的食物——土豆。

(4)防心脏病的食物——鱼。

(5)抗衰老的食物——胡萝卜。

(6)防癌的食物——大豆。

（六）维生素

1.定义 维生素是维持身体正常生命活动,包括生长、发育和生殖所必需的一类有机小分子化合物。它们不是构成身体组织的原料,也不是身体所需热能的来源。

2.作用

(1)维生素 A:滋润皮肤,抵抗传染病和其他疾病。

(2)维生素 E:维持心脏、骨骼、肌肉的健康;延缓衰老;抵抗空气污染物的影响。

(3)维生素 B_1:稳定情绪,增强记忆力与活力。

(4)维生素 B_2:代谢作用,协助食物产生热能,帮助成长发育,令指甲、头发坚固,减少口腔炎的发生。

(5)烟酸:协助糖类、脂肪及蛋白质释放热能。

(6)泛酸:有助于食物释放热能与脂肪的新陈代谢。

(7)叶酸:维持细胞的遗传基因,调节细胞的分裂。

(8)维生素 B_6:参与激素和红细胞的生成,也是蛋白质新陈代谢、神经系统和免疫系统运作所必需的。

(9)维生素 B_{12}:是身体正常生长和红细胞生成所不可或缺的,有助于维持神经的健康,是叶酸、糖类、脂肪和蛋白质新陈代谢所需的重要物质,也是 DNA 合成所必需的。

(10)维生素 C:促进牙齿和骨骼形成;促进骨折、烧伤等伤口的愈合;抵抗传染病和其他疾病。

3.人体每天摄入量

(1)维生素 A:成年人 2 200 国际单位/日;妊娠期 3 300 国际单位/日;哺乳期 3 900 国际单位/日。

(2)维生素 E:成人 10 毫克/日。

(3)维生素 B_1:成人 1.5～2.1 毫克/日。

(4)维生素 B_2:成人 1.2～2 毫克/日。

(5)烟酸:成人 12～20 毫克/日。

（6）泛酸：成人 10 毫克/日。

（7）叶酸：成人 400 微克/日。

（8）维生素 B_6：成人 2 毫克/日。

（9）维生素 B_{12}：成人 3 微克/日。

（10）维生素 C：成人 60 毫克/日，孕妇 80 毫克/日，乳母 100 毫克/日。

4. 人体缺少维生素后症状

（1）维生素 A：可患夜盲症，泪腺分泌泪液受阻；易患呼吸道感染；皮肤干燥、粗糙等。

（2）维生素 B_1：可引起便秘，抑郁症，食欲缺乏，脚气病，腿肚子抽筋等。

（3）维生素 B_2：口腔溃疡、脂溢性皮炎和眼睛不适，并引起贫血，还可影响儿童生长发育。

（4）烟酸：癞皮病、皮肤炎、腹泻及痴呆症。

（5）泛酸：消化障碍、疲劳、体弱、运动功能失调等。

（6）叶酸：贫血、舌炎、胃肠功能紊乱、生长发育不良等。

（7）维生素 B_6：可患贫血，体重减轻；胃痛、呕吐；抑郁、神经过敏等。

（8）维生素 B_{12}：容易引起恶性贫血、神经退化、口腔及消化道炎症等。

（9）维生素 C：体弱、掉牙、伤口不易愈合，关节脆弱等。

5. 来源 我们日常生活中维生素的主要来源是动物的肝脏、菠菜、葵花子、牛奶、蛋、草莓、小麦胚芽等。

健康小常识

　　恢复视力的食品：主要是葵花子、胡萝卜、鲑鱼、鱼肝油、酸乳酪（酸牛奶）、海藻、甘薯或杏；其次是啤酒酵母、麦芽油、甘蓝、生山核桃、芝麻、南瓜子、大豆、维生素C、番茄汁、胡萝卜汁。

　　说明：不能用水洗眼，只能用蒸馏水。

（七）膳食纤维

1.定义 膳食纤维是人体的第七营养素,它是指能抗人体小肠消化吸收的,在人体大肠内能部分或全部发酵的可食用的植物性成分,糖类及其相类似物质的总和,包括多糖、寡糖、木质素,以及相关的植物。膳食纤维具有顺肠通便、调节控制血糖浓度、降血脂等多种生理功能。

2.作用

(1)通便作用:能防止便秘、痔疮、肛裂、腹股沟疝及直肠癌、结肠癌等。

(2)抗动脉硬化等心血管疾病:胆汁酸被果胶吸收,排出体外,断绝小肠对胆汁酸的重新吸收,使肝脏必须分解更多的胆固醇,从而降低动脉硬化、冠心病等心血管疾病的患病率。

(3)降低血糖:可减少胰岛素用量,对防治糖尿病有一定作用。

(4)控制体重:增加饱腹感,有助于控制体重。

3.来源 我们日常生活的膳食纤维主要是水果、蔬菜、大麦、豌豆、干豆类、燕麦。

健康小常识——热性食物和凉性食物

(1)日常属温热性食物:糯米、面条、牛羊猪狗肉、虾、鲫鱼、鲢鱼、豆油、醋、姜、韭菜、葱、辣椒、胡萝卜、荔枝、龙眼、葡萄、枣、橘、李子、栗子、糖等,这些食物宜在秋冬寒冷时节,体弱虚汗时食用。

(2)日常属寒凉性食物:大米、小米、赤豆、绿豆、黄豆制品、龟、鳖、牡蛎、兔肉、紫米、青菜、白菜、茄子、冬瓜、西瓜、梨、柑橘、柿子、藕、甘蔗等。这些食物宜在夏秋季或患有温热性疾病时食用。

4.营养搭配 前面谈了人体所需的七大营养素的作用、缺乏后所造成

的后果及食物来源等问题,现在再谈一下各类营养素的搭配问题。人类所需水分占 60%～65%,蛋白质占 18%,脂肪占 13%,无机盐占 4%。

中国营养学会为中国人制定了五项膳食指导原则:

(1)食物:食物多样化,以谷物为主。

(2)蔬菜类:多吃蔬菜、水果和薯类。

(3)豆、奶类:常吃奶类、豆类及其制品。

(4)肉蛋类:经常吃适量鱼、禽、蛋、瘦肉,少吃肥肉和荤油。

(5)运动平衡:食量与体力活动要平衡,保持适宜体重。

5. 十条确保饮食安全的"黄金定律" 早在 1989 年,世界卫生组织就提出了 10 条确保饮食安全的"黄金定律":

(1)食品一旦煮好就应立即吃掉。在常温下存放 4～5 个小时的食品最危险。

(2)未经烧熟的食品通常带有可诱发疾病的病原体,因此食品必须彻底煮熟才能食用,特别是家禽、肉类和牛奶。

(3)应选择已加工处理过的食品。

(4)食品煮好后常常难以一次性吃完,如果需要把食品存放 4～5 个小时,应再加热或低温的条件下保存。

(5)存放过的熟食必须重新加热才能食用。

(6)不要让未煮过的食品与煮熟的食品互相接触。这种接触无论是直接的,还是间接的,都会使煮熟的食品重新带上病菌。

(7)保持厨房清洁。烹饪用具、刀叉餐具等都应用干净的布抹干擦净。

(8)处理食品前先洗手。

(9)不要让昆虫、兔、鼠和其他动物接触食物,因为动物带有致病的微生物。

(10)饮用水和准备食品时所需的水应清洁。如果怀疑水不清洁,应把水煮沸或进行消毒处理。

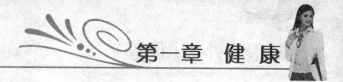

6. 中国式平衡膳食结构宝塔的推荐量

(1)油脂类 25 克。

(2)奶类及豆制品 100 克。

(3)禽、畜、肉类 50～100 克；鱼虾类 50 克；蛋类 25～50 克。

(4)蔬菜类 400～500 克。

(5)谷类 300～500 克。

7. 北京市卫生局推荐的合理膳食标准

(1)鲜菜水果多吃点。

(2)五谷大豆杂食点。

(3)肥肉荤油少吃点。

(4)开水牛奶多喝点。

(5)炒菜碘盐晚放点。

(6)口味别咸清淡点。

(7)1 袋牛奶/日。

(8)2 两(100 克)谷物/餐，300～500 克/日。

(9)3 分高蛋白：豆、鱼、蛋、虾、瘦肉。

(10)4 原则：有粗有细，不甜不咸，三四五顿，七八成饱。

(11)500 克蔬菜、水果/日。

(12)6 克食盐(2 小平勺)/日。

(13)7 杯水(包括汤和饭水)/日。

 健康小常识——十种不能吃的"非正常蔬菜"

(1)未腌透的蔬菜。　　(6)新鲜的黄花菜、黑木耳。

(2)腐烂的生姜。　　　(7)未熟透的扁豆。

(3)未熟透的番茄。　　(8)不长根的豆芽和过老的茄子。

(4)带黑斑的红薯。　　(9)久置的黄瓜。

(5)发芽的土豆。　　　(10)发苦的瓜子。

19

四、适当运动

俗话说,生命在于运动。但运动要因人而异,要适当,特别是老年人,无论做什么形式的运动,都要适可而止,恰到好处。科学研究表明,运动应跟自己的体质与年龄一致。

(一)测试你的体质和年轻度

1.测题

(1)平衡度测试,动作:闭上双眼,抬一只脚离地面 20 厘米;测试要求:单足站立时间;评估:30 秒钟为及格,时间越长,表明小脑功能越好。

(2)敏捷度测试,动作:划边长 30 厘米的正方形,两足并拢,前后左右跳跃;测试要求:2 分钟内跳的次数;评估:150 次为中等,200 次以上为优等。

(3)柔软度测试,动作:屈体直腿向前弯曲触地;测试要求:手部触着地评估:手指触地为及格,手腕为优秀。

(4)耐力度测试,动作:深吸一口气,然后屏气;测试要求:屏住气的时间;评估:30 秒为及格,时间越长肺活量越好。

(5)腹肌量测试,动作:仰卧,靠腹部收缩坐起;测试要求:仰卧起坐;评估:坐起为及格,双手抱头后坐起为优秀。

(6)爆发力测试,动作:下蹲后运用下腰弹跳向上跃起,然后下蹲,此过程为一次;测试要求:20 秒内做的次数;评估:15 次为及格,25 次为优秀。

2.说明

(1)有前 1～4 项指标均在中等以上者,说明体质年龄比实际年龄年轻 10 岁。

(2)有第 2～4 项不及格,说明体质年龄比实际年龄衰老 10 岁。

(3)有后 4 项指标均优秀者,说明体质年龄比实际年龄年轻 20 岁以上。体质的好与坏,年轻度如何,把上述的项目做完,你自然就会知道。

(二)三大法宝和八项注意

据医学学者测试,适当的运动能够给锻炼者带来长寿的可能,那么关于适当运动要注意哪些方面呢？适当运动的三大法宝和八项注意：

1. 三大法宝

(1)运动时间长短不同：正常的人和有疾病的人，他们在运动时间上是不应相同的。

(2)运动的目的和运动量不同：一般运动者的活动量小，时间上也比较短，他们只是简单的活动，没有什么目的；但专业运动者，如运动员，活动时间较长，运动量也大，他们的运动有目的。

(3)循序渐进加持续不断的原则。

2. 八项注意

(1)注意体格检查和医务监督。

(2)注意运动前的准备活动。

(3)注意饮食与补水。

(4)注意地理环境与天气。

(5)注意时间。

(6)注意强度。运动量和强度的掌握，主要看运动时的心跳是否控制在极限心跳次数的 60%～80% 之内。无论哪个年龄段的人，锻炼时的心率若能保持在"有效心率范围"，就能既保证安全，又可收到健身效果。人的年龄不同，极限心跳次数也不同，可用以下公式计算：

极限心跳＝220－年龄。

运动心跳＝(220－年龄)×(60%～80%)。

也可参照一下简便数据：20 岁，120～140 次/分；30 岁，115～130 次/分；40 岁，110～125 次/分；50 岁，100～120 次/分；60 岁，95～110 次/分。

一般慢性病患者可按以下公式计算：运动时最高心率(次/分)＝170－年龄；如欲达到最佳运动心率，则可参照另一个公式：(运动最高心率－安静心率)×70%＋安静心率。日常生活锻炼，可参考以上数据和公式来掌握自己的运动量。

(7)注意心境，美国演讲大师安东尼说过：心灵是自我做主的地方，在人的内心深处，天堂可以变为地狱，地狱同样可以变为天堂。所以，乐

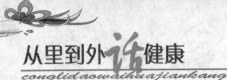

观的心态可以胜过灵丹妙药。

(8)注意运动后的保健。较为理想的运动是健步走,有医学专家认为,临睡前进行一次半小时的快步行走,能帮助睡眠,其效果不亚于口服镇静药。

健康小常识——健身走的类别、步频和速度

(1)步频在70～90步,3～4公里/小时为慢速。

(2)步频在90～120步,4～5公里/小时为中速。

(3)步频在120～140步,5.5～6公里/小时为快速。

(4)步频在140步以上,6.5公里/小时以上为极快速。

五、科学睡眠

人如果不吃饭,可以活20天;不喝水,可以活7天;如果不睡觉,则只能活5天。当代科学家调查结果表明,每日平均睡8小时的人,寿命最长,而不足8小时的人,其死亡率高于前者。理想的睡眠时间为8小时。但不同年龄段的人,其睡眠时间也不同。

(一)睡眠最佳时间

一个人的睡眠时间到底多长为好呢?这要根据不同年龄段的人来具体分析。现把出生15天至50岁以上的人最少睡眠时间列举如下,以供读者根据自己的情况进行参考。

1.出生15天的婴儿,睡眠时间应在16小时。

2.4个月～2岁的婴儿,睡眠时间应在13小时。

3.3～9岁的儿童,睡眠时间应在11小时。

4.10～13的儿童,睡眠时间应在10小时。

5.14～18岁的孩子,睡眠时间应在9小时。

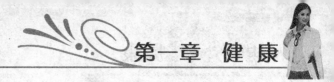

6.19～30 岁的成人,睡眠时间应在 8 小时。

7.31～40 岁的人,睡眠时间应在 7.5 小时。

8.41～50 岁的人,睡眠时间应在 6 小时。

9.50 岁以上的人,睡眠时间应在 5.5 小时。

（二）最佳入睡时间和技巧

1.两个最佳入睡状态 中午 1 时和夜晚 11 时。这两个时候人易感觉疲劳,体温下降,呼吸减缓,是身体各功能处于最低潮的时候,所以极易入睡。

2.十个入睡技巧

(1)顺应生物钟,在晚 11 时入睡,一年 365 天不变。

(2)白天锻炼半个小时左右,有益于睡眠。

(3)睡前 1 小时要减轻脑力劳动和体力劳动量。

(4)保持轻松、愉快的情绪,听听音乐也有助于睡眠。

(5)有睡意便上床,不在床上做其他的事情。

(6)无杂念,不再想任何烦恼的琐事。

(7)裸体为好,或穿宽松的棉、丝织睡衣。

(8)睡前在床上做安眠操、缓慢呼吸等。

(9)在睡前应做四件事。梳头按摩(100～180 次);温水洗脸、刷牙;热水洗脚(泡 25 分钟);开窗、通风,并形成习惯。

(10)若躺下半小时仍无睡意,就起床做点事,直到疲倦时再休息。

（三）睡眠八忌

1.晚餐不宜过饱,七八成饱为佳。

2.睡前半小时不宜做剧烈运动。

3.睡前 4 小时内忌服减肥类药物。

4.睡前约 8 小时内不喝含咖啡因或小苏打的饮料。

5.睡前不宜进食,也不宜饮酒、吸烟和大量饮水。

6.不宜开着灯入睡。

7.夫妻不宜面对面睡,更不宜将婴幼儿夹在父母之间。

8.睡眠忌身体直接吹穿堂风,或电扇、空调风。

另外,还应注意睡眠方向,卧床头朝南北向,卧铺头朝过道向。睡姿因人而异。此外,还有有助于睡眠的食物和音乐,现列举如下:面包、牛奶、胡萝卜、菜花、大枣、瓜子、菠萝等;音乐有:《平湖秋月》、《二泉映月》、《军港之夜》、《宝贝》等。

健康小常识——睡眠的作用

(1)消除疲劳,恢复体力。

(2)保护大脑,恢复精力。

(3)增强免疫,康复机体。

(4)促进生长发育。

(5)有利于皮肤美丽。

六、良好心态

据医学统计,人类疾病的 70% 以上都与人的心理因素和精神状态有关。全世界约有 10% 的人在生活中曾遇到过不同程度的心理障碍。全球劳动者患抑郁症约有 3.4 亿人,每年有 80 万精神疾病患者死于自杀。

世界卫生组织(WHO)、世界银行与哈佛大学公共卫生学院共同开展的一项研究结果预测,到 2020 年,在中国居前 20 位的主要负担源疾病中,精神疾病占了 6 项,即抑郁症、自伤或自杀、双向情感性疾病、痴呆、强迫症和分裂症。显然,与全世界一样,中国 21 世纪的健康主题是心理卫生。心理卫生不健康的主要方面是错误态度和心理压力。

(一)八种错误态度

1.庸人自扰。

2.夸大自己的感觉。

3.匆忙下结论或以己度人。

4.错误的比较。

5.绝对化。思想顽固,钻死胡同。

6.以小概大。鼠目寸光,井底之蛙。

7.以偏概全。懂点皮毛,意为全知。

8.不重视积极的东西。意志消沉,消极保守。

（二）压力测试

现代社会,人们的工作越来越紧张,生活也越来越压抑,而各种事件又接连不断,给人们的心理造成了极大的压力,使许多人精神郁闷,心情烦躁。你想知道自己的心理压力情况吗?请与我一起做下面的测试(表2):

表2　心理压力测试

分　类	分　数	分　类	分　数
丧偶	100	做一项全新的工作	36
分居	65	夫妻争吵次数变化	35
家庭成员死亡	63	抵押或贷款买房或做生意	31
蹲监狱	63	取消抵押或退款	30
本人受伤或患病	53	遇到法律问题	29
结婚	50	子女离家	29
被解雇	47	取得杰出个人成就	28
破镜重圆	45	配偶开始或终止工作	26
退休	45	生活环境改变	25
家庭成员患病	44	改正个人习惯	24
怀孕	40	与老板冲突增加	23
家庭添人口	39	住处变化	20
生意调整	39	不同的工作时间和工作环境	20
性问题	39	换一所新学校	20
财政状况变化	38	娱乐的次数和种类变化	19
亲近的朋友死去	37	社会活动变化	18
抵押或贷款购买小件商品	17	假期	13
睡眠习惯发生改变	16	饮食习惯发生改变	15
家庭聚会次数变化	15	轻微违法	11
工作职责变化	29	宗教活动发生变化	19

根据上面概述和下面的测试表，你可以计算一下自己在过去一年所经历的各个压力事件的分值，用此乘以你一年中经历事件的次数，但最多不超过4次（如果同一事件发生在你身上不止4次，就乘以4），最后将它们加起来。西雅图华盛顿医科大学教授托马斯·霍尔姆斯博士经验证得出健康和压力有着明显的关系：得分较高的人，特别容易患严重疾病。超过300分，80％的人很快病倒；介于200～299分，50％的人很快患病；得分在150～199分，30％的人很快患病。

（三）七种减压技巧

1.获得充足的时间　渐次放松，不要经常紧张，生活需要幽默。

2.用水泡掉压力　当你有压力时，去洗个冷水澡或每晚用热水泡脚半小时。

3.用音乐消除紧张　音乐能稳定神经，常听音乐有助于消除疲劳。

4.保持积极的态度　凡事都往积极方面想，这样就形成良性循环，有益身心健康。

5.改变一切　改变自己目前的处境，变换一下自己的工作。

6.解决自己的难题　人生最大的困难莫过于战胜自己，自己能想明白，一切就迎刃而解了。

7.休息片刻　"既要对自己的工作精益求精，又要有多姿多彩的休闲生活"，娱乐是不可少的。

（四）十五个心理老化问题

美国哈佛大学对测定心理老化提出了有关的十五个重要问题，请你对照自己做出正确的判断，以便了解自己是否提前心理老化：

1.近来是不是很健忘？

2.遇到急事会紧张吗？

3.是否老把心理问题集中在以自己为中心的事情上？

4.喜欢谈起往事吗？

5.感到自己跟不上时代了吗？

6.感到学习新鲜事物很困难吗?

7.感觉家人(包括亲人)处处干扰你,而想独自过生活吗?

8.对发生在眼前的事情漠不关心吗?

9.爱发牢骚吗?

10.对于烦琐的事物很敏感吗?

11.不愿和陌生人交往吗?

12.是否经常为自己的情感所束缚,不能为理性所制约?

13.常爱提起当年的辛劳事吗?

14.是否不想有新的建树了?

15.是否渐渐喜欢收集一些不适用的东西?

说明:上述中如果有 7 条是肯定的,表明心理已开始老化。

(五)七条心理健康标准

世界卫生组织提出的一个口号:健康的一半是心理健康。既然这样,那我们不妨再看看世界卫生组织给心理健康定的七条标准:

1.智力正常。

2.善于协调和控制情绪。

3.具有较强的意志和品质。

4.人际关系和谐。

5.能主动地适应并改变现实环境。

6.保持人格的完整和健康。

7.心理行为符合年龄特征。

 健康小常识——自我保健的妙方

(1)适当加强体育锻炼。

(2)适当睡眠与休息。

(3)保持均衡的营养。

（4）预防心理刺激。

（5）调节不良情绪。

（6）进行健康心理训练。

（7）养成良好的生活与卫生习惯。

（8）及时早期的治疗和训练。

前面阐述了健康的四大基石，现在再来探讨人类的下一个危改区——亚健康。

朋友们，精彩还在后面，让我们保持兴趣继续读下去吧……

第二章 亚健康

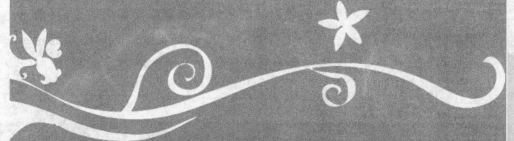

JIANKANG

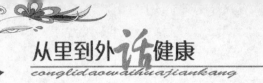

一、亚健康的定义

我们在生活中常常会遇到身体某处不舒服的情况,可到医院一检查什么病也没有。奇怪,怎么明明腰不舒服,为什么检查不出毛病?怪哉,明明腿感觉很疼痛,为什么却检查不出问题?有很多人纳闷,我这是怎么啦?其实,这就是人们随着年龄的增长,人体各种器官的老化,人体出现的第三状态——亚健康。

什么是亚健康?当前,亚健康已成为了热门话题,但谈得很多,真正准确了解其含义的却很少。

所谓亚健康状态,通俗地说,常指无临床症状和体征,或者有病症感觉而无临床检查证据,但已有潜在发病征兆,处于一种机体结构退化和生理功能减退的低质与心理失衡状态。通常来说,亚健康由四大要素构成,即排除疾病原因的疲劳和虚弱状态,介于健康与疾病之间的中间状态、灰色状态或疾病前状态,在生理、心理、社会适应能力和道德上的欠完美状态,以及与年龄不相称的组织结构和生理功能的衰退状态。

我们要科学认识亚健康,还得分清亚健康与相关医学问题的区别。一是亚健康与亚临床。尽管亚健康与上游的健康状态和下游的疾病状态有部分重叠,但区别也是很明显的。亚临床是有主观检查证据而没有明显临床表现;而亚健康状态者具有头痛、头晕和胸闷不适主诉,但血管心脏超声及心电图检查均未发现异常。二是亚健康不等于慢性疲劳综合征(CFS)。首先 CFS 具有国际统一标准,亚健康至今没有;其次 CFS 在 18 岁以上成人发生率仅为 0.004%,而亚健康则为 70%,两者间悬殊很大;再次国内描述的亚健康状态多数通过积极干预可恢复健康,CFS 则仅有 30% 可以恢复健康状态。三是亚健康与临床功能性疾病和精神心理障碍性疾病及某些疾病的早期诊断不同。特别需要指出的是,目前当亚健康还没有建立统一的判断标准,中、西医对亚健康的理解和界定范围也存在很大差异,这些均是今后有待研究解决的问题。因此,国际上还没有一个具体的标准化诊断参数。

通俗地说，亚健康就是指人体虽然没有发病，但身体或器官中已经有危害因子或危害因素的存在，这些危害因子或危害因素就像是埋伏在人体中的定时炸弹，随时可能爆炸；或是潜伏在身体中的毒瘤，缓慢地侵害着机体，如不及时清除就可导致发病。

（一）传统医学中的"亚健康"

精神紧张，焦虑不安。　　局部麻木，手脚易冷。

孤独自卑，忧郁苦闷。　　掌腋多汗，舌燥口干。

注意分散，思考肤浅。　　目干低热，夜常盗汗。

容易激动，无事自烦。　　腰酸背痛，此起彼安。

记忆闭塞，熟人忘名。　　舌生白苔，口臭自生。

兴趣变淡，欲望骤减。　　口舌溃疡，反复发生。

懒于交往，情绪低落。　　味觉不灵，食欲缺乏。

易感疲倦，眼易疲劳。　　反酸嗳气，消化不良。

精力下降，动作迟缓。　　便稀便秘，腹部饱胀。

头昏脑涨，不易复原。　　易患感冒，唇起疱疹。

久站头晕，眼花目眩。　　鼻塞流涕，咽喉肿痛。

肢体松软，力不从愿。　　憋气气急，呼吸紧迫。

体重减轻，体虚力单。　　胸痛胸闷，心区压感。

不易入眠，多梦易醒。　　心悸心慌，心律不齐。

晨不愿起，昼常打盹。　　耳鸣耳背，易晕车船。

我们通常说患了疾病，但在古代"疾"与"病"含义不同。"疾"是指不易觉察的小病（疾），如果不采取有效的措施，就会发展到可见的程度，便称为"病"。这种患疾的状态，现代科学叫"亚健康"或"第三状态"，在中医学中称"未病"。

"未病"不是无病，也不是可见的大病，按中医观点而论是身体已经出现了阴阳、气血、脏腑、营卫的不平衡状态。我们的祖先除积极寻找除疾之法外，还积累了许多预防疾患的措施。《黄帝内经》曰："圣人不治已病治未病,夫病已成而后药之,乱已成而后治之,譬犹渴而穿井,斗而铸兵,不亦晚乎?"由此可鲜明地看出我们的祖先已认识到对疾病"未雨绸缪、防患未然"的重要。

(二)现代医学中的"亚健康"

亚健康即指非病非健康状态,这是一类次等健康状态,是介于健康与疾病之间的状态,故又有"次健康"、"第三状态"、"中间状态"、"游离(移)状态"、"灰色状态"等的称谓。亚健康状态也是很多疾病的前期征兆,如肝炎、心脑血管疾病、代谢性疾病等等。亚健康人群普遍存在五高一低,即高负荷(心理和体力)、高血压、高血脂、高血糖、高体重、免疫功能低。

细研究,亚健康是个大概念,包含着前后衔接的几个阶段,其中与健康紧紧相邻的可称作"轻度心身失调",它常以疲劳、失眠、胃口差、情绪不稳定等为主症,这些失调容易恢复,恢复了则与健康人并无不同。它占人群的 25%～28%。

这种失调如持续发展,可进入"潜临床状态"。此时,已呈现出发展成某些疾病的高危倾向,潜伏着向某病发展的高度可能。在人群中,处于这类状态的超过 1/3,且在 40 岁以上的人群中比例骤增。它们的表现错综复杂,可为慢性疲劳或持续的心身失调,包括前述的各种症状持续 2个月以上,且常伴有慢性咽痛、反复感冒、精力不支等。也有专家将其错综复杂的表现归纳为三种减退,即活力减退、反应能力减退和适应能力减退。从临床检测来看,城市里的这类群体比较集中地表现为三高一低倾向,即存在着接近临界水平的高血脂、高血糖、高血黏度和免疫功能偏低。

还有至少超过 10% 的人介于潜临床和疾病之间,可称作"前临床状态",指已经有了病变,但症状还不明显或还没引起足够重视,或未求诊断,或即便医生做了检查,一时尚未查出。严格地说,最后一类已不属于亚健康,而是有病的不健康状态,只是有待于明确诊断而已。因此,也有不少研究者认为,除去这部分人群,亚健康者约占人口的 60%。

据国内外的研究证实,现代社会符合健康标准者也不过占人群总数的 15% 左右。有趣的是,人群中已被确诊为患病,属于不健康状态的也占 15% 左右。如果把健康和疾病看做是生命过程的两端的话,那么它就像一个两头尖的橄榄,中间凸出的一大块,正是处于健康与有病两者之间的过渡状态——亚健康。

(三)亚健康的原因

造成身体出现亚健康状态的原因有很多,但主要表现在以下几个方面。

1. 营养不全 现代人饮食无规律,热能又过高,营养素不全,加上人工饲养动物成熟期短,食品中人工添加剂过多,营养成分偏缺,从而造成许多人体重要的营养素缺乏和肥胖症增多,机体的代谢功能紊乱。

2. 心理失衡 古人云:万事劳其行,百忧撼其心。高度激烈的竞争,错综复杂的各种关系,使人思虑过度,素不安心,不但会引起睡眠不良,而且会影响人体的神经体液调节和内分泌调节,进而影响机体各系统的正常生理功能。

3. 逆时而作 人体在进化过程中形成了固有的生物运动规律即生物钟,它维持着生命运动过程气血运行和新陈代谢的规律。逆时而作,就会破坏这种规律,影响人体正常的新陈代谢。

4. 练体无章 生命在于运动,生命也在于静养。人体在生命运动过程中有很多共性,但是也存在着个体差异。因此,练体强身应该是个体性很强的学问。每个人在不同时期,身体的客观情况都处在动态变化之中。若练体无章、练体不当,必然会损害人体的健康。

5. 内劳外伤 外伤劳损、房事过度、琐繁穷思、生活无序最易引起各种疾病。人的精气如油,神如火,火太旺,则油易干;神太用,则精气易衰。只有一张一弛,动静结合,劳逸结合,才能避免内劳外伤引发的各种疾患。

6. 六淫七情 六淫:风、寒、暑、湿、燥、火是四季气候变化中的 6 种表现,简称六气;"六气淫盛",简称"六淫"。七情:喜、怒、忧、思、悲、恐、惊。过喜伤心,暴怒伤肝,忧思伤脾,过悲伤肺,惊恐伤肾。

7. 噪声污染 随着科技的发展、工业的进步,车辆和人口的增多,使很多居住在城市的人群生活空间变得越来越狭小,备受噪声的干扰,因此对人体的心脑血管系统和神经系统产生很多不良影响,使人烦躁、心情郁闷。

8. 高楼、空调 高层建筑林立,房间封闭,一年四季使用空调,长期处于这种环境中,空气中的负氧离子浓度较低,使血液中氧浓度降低,组织细胞对氧的利用降低,从而影响了组织细胞的正常生理功能。因此,住在高层楼的人们要经常到地面上走走,使用空调时要及时换气。

9. 乱用药品 世界卫生组织调查指出,全球的病人有 1/3 是死于不合理用药。另据中国消费者协会发布的 2000 年第 11 号消费警示,我国每年有近 20 万人死于用药不当。

用药不当不仅会对机体产生一定的副作用,而且还会破坏机体的免疫系统。例如,稍有感冒,就大量服用抗生素,这样不仅破坏了人体肠道的正常菌群,还会使细菌产生耐药性;稍感疲劳,就大量服用温阳补品,本想补充营养,但实际上是在抱薪救火。

(四) 亚健康的后果

亚健康是一种临界状态,处于亚健康状态的人虽然没有明确的疾病,但却出现精神活力和适应能力的下降,如果这种状态不能得到及时的纠正,非常容易引起心身疾病。包括:心理障碍、胃肠道疾病、高血压、冠心病、癌症、性功能下降、倦怠、注意力不集中、心情烦躁、失眠、消化功能不好、食欲缺乏、腹胀、心慌、胸闷、便秘、腹泻、感觉很疲惫,甚至有欲死的感觉。然而体检并无器质性的问题,所以主要是功能性的问题。处于亚健康状态的人,除了疲劳和不适,不会有生命危险。但如果碰到高度刺激,如熬夜、发脾气等应激状态下,很容易出现猝死,就是"过劳死"。

"过劳死"——是一种综合性疾病,是指在非生理状态下的劳动过程中,人的正常工作规律和生活规律遭到破坏,体内疲劳淤积并向过劳状态转化,使血压升高、动脉硬化加剧,进而出现致命的状态。

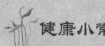

健康小常识——解决八种紧急状态小窍门

①鼻子不通。方法是用舌头抵住上牙膛，再用一个手指在两个眉毛中间处按揉，大约20分钟以后，你就可感觉到鼻子非常通畅了。

②嗓子痒痒。挠耳朵可使你的耳朵神经受刺激，导致喉部肌肉产生痉挛，从而使你的嗓子不再痒痒。

③没处小便。你想小便，又找不到厕所？可试着脑子里拼命做性幻想，就不会使你感到很难受。

④牙痛。在手背上涂冰，拇指和食指分开成鸭蹼状。这样做可使止痛的效果好上50%。V字形的手掌神经可以刺激主管牙痛的脑神经。

⑤感到疼痛。据研究，咳嗽可以减少针头注射时的疼痛感。它也适用于胸部椎管突然受压与脊髓疼痛。

⑥胃痛。研究显示，用左侧卧位睡觉可以减少胃酸倒流，从而使胃痛减轻。当你右侧卧位睡觉时，胃比食管高，食物和胃酸会滑进你的食管；当你用左侧卧位睡觉时，胃比食管低，受重力影响，胃酸当然也就不会流入食管。

⑦听不清楚。当你遇到说话含糊不清的人，用右耳朵听他讲；当你想听清一首轻柔的歌曲，那就把左耳朵贴过去，因为左耳朵更能分辨音乐的声音。

⑧喝高了。人喝高后，酒精会麻醉神经，使人头昏脑涨，试着用手去扶一个稳定的物体，就会给大脑传送一种稳定的信号，你会感觉平衡多了。因为手掌的神经对掌握平衡相当敏感，甚至比用脚撑地的方法管用得多。

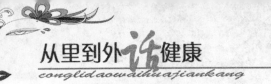

二、亚健康现象测试

（一）亚健康测试方法 1

1. 亚健康现象

(1)经常疲乏无力,反应迟钝。

(2)头痛、头昏、耳鸣、目眩。

(3)烦躁、焦虑、健忘、注意力不集中。

(4)失眠、多梦。

(5)胸闷、气短、出汗。

(6)性功能衰退。

(7)食欲减退。

(8)腰酸腿痛。

2. 说明

(1)有其中 2～3 项者,表明进入第三状态。

(2)有其中 4～6 项者,表明处于严重的第三状态。

(3)有 7 项以上者,表明已到达疾病的边缘。

3. 改善措施

(1)工作适度,勿超负荷。

(2)合理饮食。

(3)戒掉不良嗜好,生活有规律。

(4)自我心理调节或做心理咨询。

(5)参加有氧运动。

(6)避免或减少接触有害物质。

（二）亚健康测试方法 2

1. 亚健康症状

(1)早上起床时,经常有许多头发掉落在枕巾上。5 分

（2）感到情绪有些抑郁时，就会对着窗外发呆。3分

（3）昨天想的事，今天怎么也记不起来了，而且近些天来，经常出现这种情况。10分

（4）不想面对同事和上司，有自闭症趋势。5分

（5）害怕走进办公室，觉得工作令人厌倦。5分

（6）工作效率低下，上司已对你不满。5分

（7）工作1小时后，身体倦怠，胸闷气短。10分

（8）每日三餐进食甚少，排除天气因素，即使是自己特爱吃的菜，也无胃口下咽。5分

（9）工作情绪始终低落。最令人费解的是经常想发脾气，但又无精力发作。5分

（10）期望早点下班，为的是尽快回家，躺在床上休息片刻。5分

（11）晚上经常失眠，有时睡着了，但老是做梦，睡眠质量很差。10分

（12）对城市的噪声非常敏感，比普通人更渴望清静的环境。5分

（13）体重明显下降，早晨起来发现眼眶深陷，下巴突出。10分

（14）感觉免疫力明显下降，春、秋季流感一来，首先自己患上重流感。5分

（15）不再像以前那样热衷于朋友的聚会，有种强打精神、勉强应酬的感觉。2分

（16）性能力明显下降。10分

2. 说明 对照以上症状，测试自己是否处于亚健康状态。如果你的累积总分超过50分，就要改变自己的生活状况，而且要加强锻炼和营养搭配；如果累积总分超过80分，赶紧去看医生，调整自己的心态，或申请休假，好好休息一段时间。

（三）亚健康测试方法3

1. 亚健康现象

（1）记忆力明显减退，开始忘记熟人的名字。

（2）心算能力表现得越来越差。

(3)性能力下降。中年人过早出现腰酸腿痛,性欲减退或男子阳痿、女子过早闭经。

(4)尿频。假若你的年龄在30~40岁,排泄次数超过正常人,说明消化系统和泌尿系统开始衰退。

(5)脱发、斑秃、早秃。由于工作压力大,精神紧张,所以每次洗发都有大把头发脱落。

(6)做事经常后悔、易怒、烦躁、悲观,难以控制自己的情绪。

(7)注意力不集中,集中精力的能力越来越差。

(8)睡觉时间越来越短,醒来也不解乏。

(9)看什么都不顺眼,心很烦,动辄就发火。

(10)处于敏感紧张状态,惧怕并回避某人、某地、某物或某事。

(11)想做事时,不明原因的走神,脑子里想东想西,精神难以集中。

(12)为自己的生命常规被扰乱而烦,总想恢复原状。对自己做完的事,想明白的问题,反复思考和检查,并为此反复苦恼。

(13)易于疲乏,或无明显原因身感精力不足,体力不支。

(14)情绪低落、心情沉重,整天闷闷不乐,工作、学习、娱乐、生活都提不起精神和兴趣。

(15)身上有某种不适或疼痛,但医生查不出问题,而自己又不放心,总想着这件事。

(16)不明原因的烦恼,而且还摆脱不了这种烦恼。

(17)害怕与人交往,在众人面前不自信,感到紧张或不自在。

(18)无法控制自己的情绪和行为,甚至突然说不出话、看不见东西、憋气、肌肉抽搐等。

(19)感觉别人都不好,都不理解你或嘲笑你与你作对。事过之后才明白,似乎自己太多事了,钻了牛角尖。

(20)"将军肚"早现。处在30~50岁的人出现大腹便便是成熟的标志,同时也是高血脂、脂肪肝、高血压、冠心病的伴侣。

2. 说明

(1)有其中 1～2 项者,表明身体功能衰退。

(2)有其中 3～5 项者,表明已有"过劳死"的征兆。

(3)有 6 项以上者,表明已是"疲劳综合征"。

(四)亚健康的保健和治疗

1. 饮食调理原则

(1)保证合理的膳食和营养均衡:要想摆脱亚健康,首先要注重摄入人体所需的维生素和无机盐,其次要摄入蛋白质和脂肪,再次要摄入糖、纤维及水,只有这样人体的营养才均衡。

(2)多喝茶:喝绿茶可以减少电脑辐射,可以抗衰老,可以抗自由基,因为绿茶含有茶坨酚。

(3)多吃水果:香蕉可促进大脑功能;紫葡萄可以软化血管和抗衰老,预防心脑血管疾病;菠萝具有消炎止痛的功能;樱桃具有供氧和促进血液循环的功能;芒果是预防皱纹的最佳水果。

(4)多吃稳定情绪的食物:当人们压力大时,脾气容易暴躁,可吃含钙量高的食物来调理,如酸奶、牛奶、豆浆及鱼、肝、骨头汤等。而对于精神紧张者可多吃鲜橙、猕猴桃等。

2. 生活习惯调理原则

(1)心态平衡:做事首先要心理平衡,并要保持积极、乐观。广泛的兴趣爱好可使人受益无穷,不仅可以修身养性,而且能够辅助治疗一些心理疾病。善待压力,把压力看作是一种游戏,以保证健康、良好的心境。

(2)劳逸平衡:适时调整生活规律,劳逸结合,保证充足的睡眠;适度劳逸是健康的首要条件,人体生物钟正常运转是健康的重要保证,而生物钟"错点"便是亚健康的开始。

(3)适当运动:增加户外体育锻炼,每天保证一定的运动量;现代人热衷于都市生活,忙于事业,身体锻炼的时间越来越少了。加强自我运动就可以提高人体对疾病的抵抗能力。

(4)戒烟限酒:据一项调查证明,吸烟时人体血管容易发生痉挛,局部器官血液供给减少,营养素和氧气供给减少,尤其是呼吸道黏膜得不到氧气和养料供给,抗病能力也随之下降。少量酒有益身体健康,但嗜酒、醉酒、酗酒会削减人体免疫功能,因此必须严格限制。

3. 中医要穴保健

(1)涌泉穴:它是人体足少阴肾经上的要穴,位于足底中线前、中1/3交点处,当足趾屈时,足底前凹陷处。

涌泉穴与人体生命息息相关。涌泉,顾名思义即是水如泉涌。水是生物体进行生命活动的重要物质,有浇灌和滋润之功能。据现代人体科学研究表明,人体穴位的分布结构独特,功用玄妙。人体肩上有一"肩井"穴,与足底涌泉穴形成了一条直线,二穴是"井"有"水"上下呼应,从"井"上可俯视到"泉水"。有水则能生气,涌泉如山环水抱中的水源,给人体形成了一个强大的气场,维持着人体的生命活动。

涌泉穴是人体长寿大穴,经常按摩此穴,则肾精充足,耳聪目明,发育良好,精力旺盛,性功能强盛,腰膝壮实不软,行走有力。还可治疗很多种疾病,如头痛、中暑、偏瘫、休克、耳鸣、肾炎、阳痿、遗精、各类妇科病及生殖类病。

涌泉穴的保健手法主要是按摩。其方法为:睡前取坐姿,用手掌来回搓摩涌泉穴及足底部108次,要满面搓,以感觉发热发烫为宜,搓完,再用大拇指指肚点按涌泉49下,以感觉酸痛为宜,两脚互换。最后,再用手指点按肩井穴左右各49下即可。

(2)足三里穴:它是人体足阳明胃经上的要穴,位于腿部外膝眼下三寸,距胫骨前缘外侧一横指处。

足三里是个保健穴,经常用不同的方法刺激它,能健脾壮胃,扩张血管,降低血液黏稠度,促进食物的尽快消化吸收,扶正祛邪,提高人体的免疫力,消除疲劳,恢复体力。还可主治:胃病、腰痛、腹泻、痢疾、便秘、头痛眩晕,下肢瘫痪,膝胫酸痛,消化系统疾病。

常用的保健手法是穴位点按、针灸。其点穴方法为:用双手大拇指指肚点按足三里穴,每次 108 下,以感觉酸痛为宜。艾灸法:取中草药"艾"为燃料,将艾绒点燃,直接或间接温热感穿透肌肤入穴。此法缺点是有时会出现烫伤甚至化脓难以结痂。中医讲:"要想身体安,三里常不干"即指此言。此法的优点是效果要比点穴法和针刺好。

(3)会阴穴:它是人体任脉上的要穴,位于人体肛门和生殖器的中间凹陷处。

会阴穴为人体的长寿要穴。会阴,顾名思义即是阴经脉气交会之所。此穴与人体头顶的百会穴成一直线,是人体精气神的通道。百会为阳接天气,会阴为阴收地气,两者相互依存,相呼相应,统摄着真气在任督二脉上的正常运行,维持体内阴阳气血的平衡,它是人体生命活动的要害部位。经常按摩会阴穴,能疏通体内脉络,促进阴阳气血的交接与循环,对调节生理和生殖功能有独特的作用。按摩会阴穴,还能治疗痔疮、便秘、便血、尿频、妇科病、溺水窒息等。

会阴穴的保健方法为以下三种。其一是意守法。姿势不限,全身放松,将意念集中于会阴穴,守住会阴约 15 分钟,久而久之,会阴处会有真气冲动之感,并感觉身体轻浮松空,舒适无比。其二是点穴法。睡前半卧半坐,食指搭于中指背上,用中指指端点按会阴穴 108 下,以感觉酸痛为宜。其三是提肾缩穴法。取站立式,全身放松,吸气时小腹内收,肛门上提,会阴随之上提内吸,呼气时腹部隆起,将会阴、肛门放松,一呼一吸共做 36 次。

(4)神阙穴:神阙穴即肚脐,又名脐中,是人体任脉上的要穴,位于命门穴平行对应的肚脐中。

神阙穴是人体生命最隐秘最关键的要害穴,是人体的长寿大穴。它是任脉上的阴穴,命门为督脉上的阳穴,二穴前后相连,是人体生命能源的所在地。因此,古代修炼者把二穴称为水火之官。人体科学研究表明,神阙穴是先天真息的惟一潜藏部位,人们通过锻炼,可启动人体胎息,恢复先天真息能。

神阙穴与人体生命活动密切相关,母体中的胎儿是靠胎盘来呼吸的,属先天真息状态。婴儿脱体后,脐带即被切断,先天呼吸中止,后天肺呼吸开始。而脐带、胎盘则紧连在脐中,没有神阙,生命将不复存在。人体一旦启动胎息功能,就如同给人体建立了一座保健站和能源供应站,人体的百脉气血就随时得以自动调节,人体也就健康无病,青春不老。经常对神阙穴进行锻炼,可使人体精气充盈、精神饱满、体力充沛、腰肌强壮、面色红润、耳聪目明、轻身延年。并对腹痛肠鸣、水肿膨胀、泻痢脱肛、中风脱症等有独特的疗效。

神阙穴的保健方法主要有三种。其一为揉中法。每晚睡前空腹,将双手搓热,左下右上叠放在肚脐上,顺时针方向揉转(女子相反),每次365下。其二为聚气法。端坐、放松、微闭眼,用右手对着神阙空转,意念将宇宙中的真气真量向肚脐聚集,以感觉温热为宜。其三为意守法。放松、盘坐、闭目,去除杂念,将意念注于神阙,每次半小时以上,久而久之则凝神入气穴,穴中真气发生,胎息则慢慢启动。

(5)命门穴:它是人体督脉上的要穴,位于后背两肾之间,第二腰椎棘突下,与肚脐平对的区域。

命门穴是人体的长寿大穴,它的功能包括肾阴和肾阳两个方面的作用。现代医学表明,命门之火就是人体阳气。从临床看,命门火衰的病与肾阳不足证多属一致。补命门的药物又多具有补肾阳的作用。

经常擦命门穴可强肾固本,温肾壮阳,强腰膝固肾气,延缓人体衰老。疏通督脉上的气滞点,加强与任脉的联系,促进真气在任督二脉上的运行。并可治疗阳痿、遗精、脊强、腰痛、肾寒阳衰,行走无力、四肢困乏、腿部水肿、耳部疾病等症。

命门穴的锻炼方法主要有以下两种。其一是用掌擦命门穴及两肾,以感觉发热发烫为宜,然后将两掌搓热捂住两肾,意念守住命门穴10~15分钟即可。其二是采阳消阴法。方法是背部对着太阳,意念太阳的光、热、能,源源不断地进入命门穴,心意必须内注命门,时间约15分钟。

(6)百会穴:它是人体督脉上的要穴,位于头部,在两耳郭尖端连线与头部前后正中线的交叉点。

百会穴既是保健穴又是长寿穴,此穴经过锻炼,可开发人体潜能增加体内的真气,调节心、脑血管系统功能,益智开慧,澄心明性,轻身延年,青春不老。并能治疗头痛、眩晕、脱肛、昏厥、低血压、失眠、耳鸣、鼻塞、神经衰弱、中风失语、阴挺等病症。

百会穴的保健方法有四种。其一是按摩法。每晚睡觉前端坐,用掌指来回擦百会穴至发热为宜,每次 108 下。其二是叩击法。用右空心掌轻轻叩击百会穴,每次 108 下。其三是意守法。两眼微闭,全身放松,心意注于百会穴并守住,意守时以此穴出现跳动和温热感有效,时间约 10 分钟。其四是采气法。站坐均可,全身放松,意想自己的百会穴打开,宇宙中的真气能量和阳光清气源源不断地通过百会进入体内,时间约 10 分钟。

以上是中医的重要穴位对亚健康的保健,如每天坚持按摩上述要穴,定会对亚健康状况有一定的改善。下面谈一谈亚健康的调治方法。

4. 亚健康状态的调治方法　调整亚健康状态的方法多种多样,太复杂的、不易操作的笔者在此就不赘述了。现主要介绍几种简单易行的调整方法。

(1)减轻太多焦虑。如你居住环境空气质量低下,那就太遗憾了。好的策略就是时常出城,远离繁忙的交通和密集的人口。

(2)腹式呼吸。两腿盘坐,或挺直腰板端靠在椅子上。

(3)办公室简易健身法

有些人常抱怨自己太忙没有专门时间去锻炼身体,这里介绍几项在家或办公室就可进行的健身方法。

①活动头颈部

· 端坐在沙发上,双手叉腰,头做绕环,正反方向交替做。

· 双手抱头,用力向胸前压,然后放松,头尽可能的向上抬起,重复几遍,对颈椎病可起到预防、缓解的作用。

②上肢。坐或站立均可。两臂侧举,手指向上,做直臂向前,向后绕环。次数不限,做到两臂酸胀为止。其作用为:增强上肢力量,活动肩关节。

③腰部。站立,两脚分开,手叉腰,做转腰动作。按顺、逆时针方向交替做,次数不限。其作用为:使内脏器官得到按摩,对肠胃病有一定的辅助疗效。

④下肢。坐在大的沙发上,两手放体侧,上肢后仰。手支撑住身体,勾两脚尖,抬起与地面成 45°,做蹬自行车的动作。其作用为:增加下肢力量。

(4)怎样使身体恢复最佳状态

①双手分别提两个皮球,握紧 10 次,使手指灵活。

②屈膝,然后站立,连续做 14～16 次。

③左右转膝。双腿前屈,两手扶膝,目视前下方,先向左侧做顺时针方向转膝 7 圈,复原。站直休息片刻后,再将双腿前屈,两手扶膝,目视下方,再向右侧做逆时针方向转膝 7 圈,复原。

④扶膝蹲起。先做上体前屈,双手扶膝,继而做屈膝蹲式,缓慢一起一蹲,连做 7 次。

⑤叉腰慢步。直立,双手叉腰,拇指向后,左脚向前迈步。左脚尖朝上,左脚跟落地,然后全脚掌着地。左腿立定,右脚向前迈步。右脚尖朝上,右脚跟落地,然后右脚掌着地。在进行上述运动时,叉腰,两脚交替向前走 100 步,停步立定复原。

(5)放松紧张心情

①手心按摩。轻轻地用自己的左手握住自己的右手,并闭上眼睛,然后慢慢地从口中呼出气来。接着,再慢慢地用鼻孔吸气,如此反复进行 5 次。再用右手的大拇指反复轻压左手心 28 次。然后,再交换用左手的大拇指反复轻压右手心 28 次。如此反复练习 6 次。

②小动作

• 有意识地动动手脚,最好与腹式呼吸并用,并用手指头轻轻敲膝

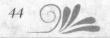

盖等。这些动作均可缓和紧张情绪。

• 用手转笔或拨弄橡皮,或随意玩弄手中的其他小东西,如钥匙等。这些动作均有助于放松情绪。

③发声。先张大口从腹部发出"啊"的声音。同时回想过去所见过的印象最深刻的风景和事情。接着小口发出"呜"的声音,同时在脑海里想象着你最喜欢的人和对你最有好感的人。然后再闭上嘴小声发出"宙"的声音,此时心里不要想任何事情,慢慢地发出声音就行了。最后,再发出"啊—呜—宙"的声音,你的紧张情绪就会消除,心情就会平静下来。

(6)缩肛。无论你坐在自驾车里还是公交车里,均可以做收缩肛门的动作。这个动作次数不限,只要你坐着时均可。经常做此动作对于亚健康的很多症状均有显著疗效。

通过测试,我们已经了解自己身体处于何种健康状态。谈到这时又使我想起一个古老的笑话:一个农夫看到他的邻居用一块木板狠揍一匹驴子,就问道:"你为什么揍它?"邻居回答:"我在试图引起它的注意。"请不要认为这是一个侮辱,我们许多人确实像那头驴子。我们的身体不停地向我们发送重要的信号,而我们是怎样对待的呢? 我们视而不见,听而不闻。还养成了一个"光荣"的传统:小病不看,大病等死。如果我们早点反省,就会省下 190 亿美元的医药费。亲爱的读者,为了自己的健康,为了家人的健康,也为了社会的健康,我请求你们警惕自己身体的信号吧,那将对全中国,乃至全人类都有益。

健康小常识——营养之最

含蛋白质最多的谷物是大豆,每百克含 36.3 克;含蛋白质最多的动物是鸡肉,每百克含 23.3 克;含磷最多的食物是炒南瓜子,每百克含 0.67 克;含钙最多的食物是小虾皮,每百克含 2

克;含铁最多的食物是黑木耳,每百克含 0.185 克;含维生素 B_1 最多的食物是花生米,每百克含 1.03 克;含维生素 B_2 最多的食物是羊肝,每百克含 3.57 克;含维生素 C 最多的食物是鲜枣,每百克含 380 毫克。

下面我们就来谈谈百病的信号问题,精彩的科普常识还在后面,让我们继续读下去……

第三章
百病的信号

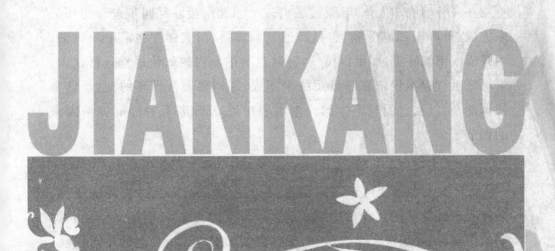

JIANKANG

一、呼吸系统

呼吸系统包括呼吸道(鼻腔、咽、喉、气管、支气管)和肺。动物体在新陈代谢过程中要不断消耗氧气,产生二氧化碳。机体与外界环境进行气体交换的过程称为呼吸。气体交换有两处,一是外界与呼吸器官如肺、腮的气体交换,称肺呼吸或腮呼吸(或外呼吸)。另一处由血液和组织液与机体组织、细胞之间进行气体交换(内呼吸)。

呼吸器官的共同特点是壁薄,面积大,湿润,有丰富的毛细血管分布。进入呼吸器官的血液含氧少,离开呼吸器官的血液含氧量多。

低等水生动物无特殊呼吸器官,依靠水中气体的扩散和渗透进行气体交换。较高等的水生动物腮成了主要呼吸器官。陆生无脊椎动物以气管或肺交换气体。而陆生脊椎动物肺成了惟一的气体交换器官。

肺是一个内含大而潮湿的呼吸表面的腔,位于身体内部,受到体壁保护。哺乳类的呼吸系统除肺以外,还有一套通气结构即呼吸道。

通过呼吸,机体从大气摄取新陈代谢所需要的氧气(O_2),排出所产生的二氧化碳(CO_2),因此呼吸是维持机体新陈代谢和功能活动所必需的基本生理过程之一,一旦呼吸停止,生命也将终止。

在高等动物和人体,呼吸过程由三个相互衔接并且同步进行的环节来完成:外呼吸或肺呼吸,包括肺通气和肺换气;气体在血液中的运输;内呼吸或组织呼吸,即组织换气,有时也将细胞内的氧化过程包括在内。可见呼吸过程不仅依靠呼吸系统来完成,还需要血液循环的配合,这种协调配合,以及它们与机体的代谢水平相适应,又都受神经和体液因素的调节。

(一)急性上呼吸道感染

1.定义　急性上呼吸道感染是指鼻腔、咽或喉部急性炎症的统称。是呼吸道最常见的一种传染病。病因90%以上由病毒引起,如鼻病毒、副流感病毒、呼吸道合胞病毒等,少数由细菌引起。男女老幼均可得病,如不能早期预防和治疗,会影响自己的工作和休息。

2. 信号

(1)以鼻、咽喉黏膜炎症为主。

(2)发病急,伴有发热和头疼现象。

(3)鼻塞、流鼻涕、打喷嚏,经常的咳嗽。

(4)浑身无力,四肢酸痛。

(5)咽部急性充血,常伴有颌下淋巴结肿大,有压痛。

(6)呕吐、腹泻,脐周围疼痛。

(7)可并发中耳炎、支气管炎等。

3. 说明

(1)上述7项中有其中3项时应引起注意,尤其具备前3项时要及时用药。

(2)上述症状一般不会同时出现,有时全身症状不明显,但发热、咳嗽、脉搏加快、呼吸不畅时,不可掉以轻心。

(3)如无并发症,1周内可痊愈。

4. 保健措施

(1)中医学认为,感冒多为风邪侵袭所致。但风邪一般并不单独致病,而常与寒、热、湿、暑相杂致病,故又分为风寒感冒、风热感冒及暑湿感冒。具体症状如下:

①风寒感冒的临床症状为恶寒重、发热轻、无汗、头痛、鼻塞流涕、声重、喉痒咳嗽、痰白清稀、四肢酸痛,苔薄白而润,脉浮。治宜辛温解表,宣肺散寒。

②风热感冒的临床症状为发热重、恶寒轻、咽红肿痛、咳嗽痰黄、口干欲饮、身楚有汗,苔白而燥,脉浮。治宜辛凉解表,宣肺清热。

③暑湿感冒的临床症状为发热较高、头晕目胀、心中烦热、身倦无汗、口渴喜饮、时有呕恶、小便短黄,舌苔黄腻。治宜清暑解表,芳香化浊。

(2)宜多饮开水,饮食宜清淡、稀软、少油腻,以清淡、爽口为宜。高热、食欲不好者,适宜流食、半流食,如米汤、蛋花汤、豆腐脑、豆浆等。流感高热、口渴咽干者,可进食清凉多汁的食物,如莲藕、百合、荸荠等。

(3)饮食宜少量多餐,如退热后食欲较好,可改为半流质饮食,如面片汤、清鸡汤、龙须面、小馄饨、肉松粥、肝泥粥、蛋花粥。

(4)多食蔬菜、水果,补充由于发热所造成的营养素损失,增强抗病能力。蔬菜、水果能促进食欲、帮助消化,同时可补充大量人体需要的维生素和各种微量元素。

(5)忌饮食不节。饮食不节不仅对感冒不利,还会使感冒拖延难治。风寒感冒忌食生冷瓜果及冷饮。风热感冒发热期,应忌用油腻荤腥及甘甜食品;风热感冒恢复期,也不宜食辣椒、狗肉、羊肉等辛热的食物;暑湿感冒,除忌肥腻外,还忌过咸食物,如咸菜、咸带鱼等。

(6)预防交叉感染。遇上呼吸道感染好发季节,特别是秋冬季,出门应戴口罩,室内用食醋熏蒸,对患者进行呼吸道隔离。

(7)治疗感冒七大误区,即闻醋喝醋、洗蒸桑拿、喝姜糖水、蒙头捂汗、蹦蹦跳跳、喝酒祛寒、不吃不喝。

5.调养方法

(1)常吃生萝卜,能预防感冒、流感、喉痛、白喉等上呼吸道疾病。

(2)先用盐水洗鼻后擦干,将大蒜捣成糊,加2倍的甘油,用药棉蘸湿,塞进鼻腔,可治鼻炎。

(3)患严重的鼻塞时,可用热水洗脚,既能促使鼻黏膜充血消退,消除鼻塞,又能调节大脑皮质的兴奋与抑制,促进睡眠。

(4)患者侧卧,左侧鼻塞向右卧,右侧鼻塞向左卧,然后以食指揉按位于鼻翼外侧5分的迎香穴,2分钟即可消除鼻塞。

(5)用鼻闻薄荷油,既能使鼻孔通畅,又能产生清凉的感觉。

(6)临睡前将纱布用热水浸透,放在两耳上热敷10分钟,可使鼻腔畅通,呼吸自如。

(7)将一碗清水烧沸后,放入杨桃干煮几分钟后饮服,对声音嘶哑有益。

(8)取金银花15~20克,再取5克蜂蜜,把它们放在一起,冲3~4杯

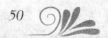

热水饮服,可以治疗咽炎。

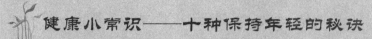

健康小常识——十种保持年轻的秘诀

（1）戒烟限酒：自己不吸烟，也拒绝吸二手烟，可使你年轻8岁；少量饮酒有益于健康。

（2）坚持学习：活到老，学到老，活到八十还学巧。终生学习、与时俱进，可以让你年轻2.5岁。

（3）每天刷牙：每天刷牙和使用牙线，保持牙齿健康，可使你年轻6.4岁。

（4）开怀大笑：笑能减少压力、增强免疫力，让你年轻8岁。

（5）坚持健身：即使少量运动，比如，每天步行半小时，都可以让你年轻将近5岁。

（6）吃维生素：每天补充维生素C、维生素E、维生素D、维生素B_6、叶酸及钙，可使让你年轻6岁。

（7）减少压力：如果一个人压力过大，就会看起来年老30多岁；反之，你就可以年轻30岁。

（8）控制血压：血压为115/75毫米汞柱的人会比血压高（大于160/90毫米汞柱）的人显得年轻25岁。

（9）补充纤维素：每天通过饮食摄取25克纤维素，可以比每天摄取12克的人年轻2.5岁。

（10）加强防病意识：寻求高质量医疗保健、控制慢性疾病的人可以比不这样做的人年轻12岁。

（二）慢性支气管炎

1.定义 慢性支气管炎是由于感染或非感染因素引起气管、支气管黏膜及其周围组织的慢性非特异性炎症。其病理特点是支气管腺体增生、黏液分泌增多。临床出现连续两年以上，每年持续3个月以上的咳嗽、咳痰或哮喘等症状。早期症状轻微，多在冬季发作，春暖后缓解；晚期炎症加重,症状长年存在,不分季节。

2. 信号

(1)清晨咳嗽明显,痰成白色黏液泡沫状,黏液不易咳出。

(2)夏季病情减轻,冬季病情加重。

(3)病史在两年以上,每年咳嗽或哮喘3个月以上。

(4)在感染时痰量增多,黏性增加或呈黄色,严重时痰中带血。

(5)呼吸困难,发绀,甚至有发热、畏寒现象,常引起肺气肿和支气管扩张。

3. 说明

(1)有前1~3项者,为单纯性慢性支气管炎。

(2)有后2项者,为阻塞性慢性支气管炎,多伴有肺气肿,应引起注意。

(3)在前两种情况基础上,可并发急性细菌感染,体温升高,病情加重,为慢性支气管炎急性发作。

4. 饮食原则　慢性支气管炎常发于冬春季节,咳嗽痰多,反复发作、迁延难愈,由于病程长,多数患者身体虚弱呈肺气虚表现,尤以老年慢性支气管炎症状最为典型,是一种消耗性疾病,通过饮食调理适当补充营养,则具有较好的辅助治疗作用。

本症的饮食原则应适时补充必要的蛋白质,如鸡蛋、鸡肉、瘦肉、牛奶、动物肝、鱼类、豆制品等。冬季应补充一些含热能高的肉类等热性食品以增强御寒能力,适量进食羊肉、狗肉、牛奶、动物肝、鱼类、豆制品等。除荤食外,应经常进食新鲜蔬菜瓜果,以确保维生素C的供给。含维生素A的食物也是不可少的,有保护呼吸道黏膜的作用。饮食对症择食颇有益处。

5. 调养方法

(1)喝牛奶:患慢性支气管炎的抽烟者喝牛奶有益。抽烟又喝牛奶的人,其患慢性支气管炎的几率比那些抽烟但不喝牛奶的人显著降低。

(2)多喝果菜汁:果菜汁对慢性支气管炎有较好疗效,它不仅能止咳化痰,而且还能补充维生素与无机盐,对疾病的康复非常有益。可以将生萝卜、鲜藕、梨切碎绞汁,加蜂蜜调匀服用。对慢性支气管炎的热咳、燥咳有显著疗效。

(3)多吃青菜:每餐可适量多吃一些蔬菜和豆制品,如白萝卜、胡萝卜及绿叶蔬菜等清淡易消化的食物。

(4)多吃止咳平喘食物:多吃一些止咳、平喘、祛痰、温肺、健脾的食品,如白果、枇杷、柚子、北瓜、山药、栗子、百合、海带、紫菜等。

(5)应避免的食物:忌食生冷、过咸、辛辣、油腻及烟、酒等刺激性的物品,以免加重症状。

(6)不要急于进补:人参、鹿茸等补品在慢性支气管炎急性发作期或痰多、舌苔腻时都不宜用,否则胸闷气急更甚,病情反而加重。

(7)药茶

①百部茶。百部 100 克,蜂蜜 500 克,清水 5 000 毫升,先用清水煎百部至 1 000 毫升,滤去渣,再加蜂蜜慢火熬膏,饭后冲服,每次 1～2 汤勺,每日 3 次。可治疗慢性支气管炎久咳不愈者。

②灵芝茶。取灵芝 20 克,连续煎服 3 天,对咳嗽、祛痰均有显效,对气管平滑肌痉挛有缓解作用。

(8)保健药膳

①杏仁芝麻羹。炒杏仁、炒芝麻各等量捣烂,每次 6 克,每日 2 次,开水冲调服用,可以止咳润肺通便,对老年人较为适用。

②燕窝粥。燕窝 10 克,粳米 100 克,冰糖 50 克。将燕窝放温水中浸软,去污物,放开水碗中再发,入粳米,加 3 碗水,旺火烧开,改文火慢熬约 1 小时左右,入冰糖熔化后即可服食。可治肺虚久咳。

③萝卜杏仁煮牛肺。萝卜 500 克,苦杏仁 15 克,牛肺(猪肺)250 克,姜汁、料酒各适量。萝卜切块,苦杏仁去皮、尖;牛肺用开水烫过,再以姜汁、料酒旺火炒透。沙锅内加水适量,放入牛肺、萝卜、苦杏仁,煮熟即成。吃牛肺,饮汤。每周 2～3 次。具有补肺、清肺、降气、除痰的功效。适用于肺虚体弱,慢性支气管炎等。尤宜冬、春季节选用。

④杏仁核桃粥。姜 9～12 克,南杏仁 15 克,核桃肉 30 克,冰糖适量。

先将前三味捣烂,再加入冰糖,放入锅内炖熟。每日1次,连服15～20日。具有散寒化瘀,补肾纳气功效。适用于慢性支气管炎寒证。

⑤润肺银耳汤。水发银耳400克,荸荠100克,甜杏仁10克,龙眼肉30克,姜、葱、食盐、白糖、植物油、玫瑰露酒、味精各适量。先将荸荠削皮,洗净,切碎放入沙锅中,加水煮2小时,取汁备用;甜杏仁去皮,入开水锅煮10分钟,再用清水漂去苦味,放碗中加清水100毫升;龙眼肉洗净,与甜杏仁一起入笼蒸50分钟,取出备用。将银耳入沸水煮片刻捞出。炒锅置中火上,加植物油,放葱、姜、食盐和水,把银耳放入煮3分钟捞出,放在蒸锅内,加荸荠汁、食盐、玫瑰露酒、白糖入笼蒸50分钟,然后再放入甜杏仁、龙眼肉蒸15分钟,加味精即成。佐餐食。具有滋阴润肺、养血润肠的功效。适用于老年支气管炎,咳嗽,痰中带血,大便秘结等病症。

⑥蜜枣甘草汤。蜜枣8枚,生甘草6克。将蜜枣、生甘草加清水2碗,煎至1碗,去渣即成。饮服,每日2次。具有补中益气,润肺止咳功效。适用于慢性支气管炎咳嗽,咽干喉痛,肺结核咳嗽等病症。

⑦萝卜莲子羹。白萝卜200克,胡萝卜100克,莲子50克,冰糖50克,荸荠粉适量。将白萝卜、胡萝卜洗净,切成小方丁;莲子洗净、去皮留心,煮酥备用。水煮开,倒入白萝卜、胡萝卜丁煮熟,加入莲子,煮沸片刻,加入冰糖,再煮3～5分钟待全部熟透,用荸荠粉勾芡,即可装碗食用。

⑧猪肺粥。猪肺500克,粳米100克,薏苡仁50克,料酒、葱、姜、食盐、味精各适量。将猪肺洗净加水适量,放入料酒,煮至七成熟,捞出切成丁,同淘净的粳米、薏苡仁一起入锅内,并放入葱、姜、食盐、味精,先置急火上烧沸,然后改文火煨炖,米熟烂即可。

⑨四仁糊。白果仁3克,甜杏仁3克,胡桃仁6克,花生仁6克,一起研成粉末混合均匀,水煮一小碗,早晨服食。

6.民间偏方

(1)板蓝根20克,黄芩10克,浙贝母10克,橘红10克,天竺黄15克,元参12克,炒杏仁10克,白前10克,鱼腥草15克,芦根20克,炙紫菀12克,甘草10克。水煎服。轻者,日服1剂,分2次服;重者,每日2

剂,日服 4～6 次。

(2)用豆浆水浸膏穴贴法治疗慢性支气管炎,以黄豆浆水浓缩成浸膏贴于肺俞、脾俞、肾俞、丰隆等穴,每日 1 次(重者 2 次),15 日为 1 个疗程。

健康小常识——十种美容护肤的"内养法"

(1)养成早睡早起的习惯,熬夜是要付出昂贵代价的。

(2)一定要有良好的生活习惯,使身心舒畅。

(3)千万不要让自己"冷"。

(4)多吃水果蔬菜,补充身体容易吸收的水分。

(5)40 岁后,要开始补充雌激素。

(6)保持干净的肠胃,饮食健康,内循环才会通畅。

(7)敲胆经可排毒补血,按摩可减轻水肿和清除体内毒素。

(8)化妆品使用要适度,不要过于依赖保养品。

(9)不要佩戴饰品,它会阻碍新陈代谢。

(10)女人要保持平稳心态,少躁怒,少伤心,多快乐。

(三)肺气肿

1.定义　肺气肿是指肺充气过度,肺脏终末细支气管远端部分(包括呼吸细支气管、肺泡管、肺泡囊和肺泡)膨胀或破裂,以致肺功能减退而引起的一种阻塞性肺疾患,常继发于慢性支气管炎,支气管哮喘和肺纤维化。

肺气肿发病缓慢,常以咳嗽、喘憋、咳痰开始,逐渐出现气急,呼长吸短,进行性加重,甚至丧失劳动力。

2.信号

(1)肺气肿早期无临床症状,随着病情进展,病人活动后气短,休息时减轻,体力活动受限制。

(2)严重时轻微活动即可出现呼吸困难、发绀。

(3)可有咳嗽加重、疲劳、食欲缺乏及体重减轻等症状。

（4）常感憋气，口腔内有大量痰，有咳痰的症状。

3. 说明　如果出现上述症状，最好去医院检查，以防疾病的蔓延，而使精神萎靡不振，影响身体和工作。

4. 保健措施

（1）对引起本病的原发病，如慢性支气管炎，支气管哮喘和矽肺等，要积极防治。本病由于肺功能受损害，影响身体健康及抵抗力，所以平时注意调养，增进身体健康及抵抗力，并要树立治愈的信心。

（2）根据自己身体情况，可参加适当的体育活动。慢跑能增加肺活量和耐力，维持呼吸均匀，可使足够的氧气进入体内。太极拳、柔软操、步行等都能增进身体健康。

（3）病人冬季最怕冷，而且易患感冒，每次呼吸道感染后症状加重，肺功能受影响，耐寒锻炼可提高抵抗力。春季开始，先用两手摩擦头面部及上下肢暴露部分，直到皮肤微红为止；夏天用毛巾蘸冷水全身摩擦，每日 1～2 次；秋后用冷水擦脸，可防止罹患感冒、呼吸道感染。

（4）病人在肺部感染时，一定要卧床休息，遵照医嘱积极抗炎、解痉平喘，按时服药。感染控制后可逐步调补，若平时体倦乏力，易患感冒，属肺气虚者，可选用黄芪、人参、防风、白术等以补益肺气。

（5）饮食禁忌

①忌辣椒、葱、蒜、酒等辛辣刺激性食物，因刺激气管黏膜，会加重咳嗽、气喘、心悸等症状，诱发哮喘。

②忌食海腥油腻之品。要食清蒸的鱼，对于过敏体质及血尿酸高的人（如痛风病人）更要少吃油大的黄鱼、带鱼、虾、蟹及肥肉等。

③避免食用红薯、韭菜等产气食物，因其对肺、气管不利，应多食碱性食物。

④禁止吸烟。吸烟对支气管炎和哮喘性支气管炎极为不利，应绝对禁止。

（6）适宜的饮食

①供给充足的蛋白质和铁。多吃瘦肉、动物肝脏、豆腐、豆浆等食

品,因这些食品富含优质蛋白和铁元素,无增痰上火之弊,可增强病人体质、提高抗病力、促进损伤组织的修复。

②多吃含有维生素 A、维生素 C 及钙质的食物。含维生素 A 的食物,如猪肝、蛋黄、鱼肝油、胡萝卜、韭菜、南瓜、杏等有润肺、保护气管之功效;含维生素 C 的食物有抗炎、抗癌、防感冒的功能,如大枣、柚、番茄、青椒等;含钙食物能增强气管抗过敏能力,如猪骨、青菜、豆腐、芝麻酱等。

③增加液体摄入量。大量饮水,有利于痰液稀释,保持气管通畅;每天饮水量至少 2 000 毫升。

④经常食用菌类能调节免疫功能。如香菇、蘑菇含香菇多糖、蘑菇多糖,可以增强人体抵抗力,减少支气管哮喘的发作。

5.调养方法

(1)熟地黄、山茱萸、五味子各 9 克,肉桂 2.5 克,补骨脂、胡桃肉各 9 克。水煎,每日 1 剂,分 2 次服。本方补肾纳气,适用于肾虚所致的肺气肿。

(2)紫苏子 10 克,白芥子 9 克,莱菔子 10 克,山药 60 克,人参 30 克。水煎,每日 1 剂,分 2 次服。本方扶正祛邪,降气化痰,适用于痰涎壅盛所致的肺气肿。

(3)莱菔子适量,粳米 100 克。将莱菔子炒熟后研末,每次取 1 勺约 15 克,同粳米煮粥。本方化痰平喘,行气消食。适用于咳嗽多痰,胸闷气喘,不思饮食,暖气腹胀之肺气肿。

(4)粳米 60 克,川贝 5～10 克,砂糖适量。先以粳米、砂糖煮粥,待粥将成时,调入川贝母极细粉末再煮二、三沸即可。温热服食。具有润肺养胃,化痰止咳的功效。可治老年慢性气管炎、肺气肿、咳嗽气喘等症。

(5)射干 10 克,麻黄、白芥子、莱菔子各 9 克,紫苏子 10 克,皂荚 12 克,旋复花、紫菀、款冬花各 10 克,半夏、杏仁各 9 克。若外感风寒,痰从寒化,寒重于饮而咳重于喘者,加桂枝、细辛、干姜、五味子、白芍、甘草;饮重于寒并兼有郁热而喘重于咳者,加厚朴、石膏、细辛、干姜、五味子;饮寒并重而喘咳并重者,加生姜、细辛、五味子、大枣;外感风热,痰从热化，热重于饮者，加石膏、生姜、大枣、甘草；饮重于热者，加细辛、干姜、五味子、白芍、石膏；饮热并重者，加厚朴、石膏。水煎，每日1剂，分2次服。

本方降气化痰，止咳平喘，适用于痰浊阻肺所致的肺气肿，其临床主要症状有：喘而胸满闷窒，甚则胸盈仰息，咳嗽痰黏腻色白，咳吐不利，兼有呕恶、纳呆、口黏不渴、苔白厚腻、脉滑。

（6）黄芩、桑白皮、金荞麦各10克，杏仁、半夏各9克，款冬花12克，紫苏子、贝母、黄连、山栀子各9克。若痰多而黏稠者，加瓜蒌、射干、海蛤粉；痰壅便秘、喘不能卧者，加大黄、玄明粉、葶苈子；身热甚者，加生石膏、知母；口渴咽干者，加天花粉、麦门冬；咳痰气腥者，配鱼腥草、冬瓜子。水煎，每日1剂，分2次服。

本方清泄痰热，降气平喘，适用于痰热壅肺所致的肺气肿，其主要临床症状有：喘咳气促，胸部胀痛，痰黏色黄或夹血色，胸中烦热，身热有汗，渴喜冷饮，面红咽干，尿赤，苔黄或腻，脉滑数。

（7）党参9克，黄芪10克，沙参、麦门冬各9克，熟地黄10克，五味子、桑白皮、紫菀各12克。若短气喘促明显者，加冬虫夏草、钟乳石、甘草；喘逆、咳痰稀薄者，去桑白皮，加款冬花、钟乳石；恶风自汗明显者，加白术、防风；动则喘甚者，加山茱萸、胡桃肉；食少便溏、腹中重坠者，加升麻、柴胡，同时重用黄芪、党参；呛咳烦热、苔少舌红者，加玉竹、百合、石斛、诃子。水煎，每日1剂，分2次服。

本方益气养阴，舒肺止喘，适用于肺虚所致的肺气肿，其主要临床表现有：喘促短气，气怯声低，咳声低弱，痰稀色白，自汗畏风，经常感冒，舌质淡红，脉细弱；或呛咳痰少质黏，烦热而渴，咽喉不利，面色潮红，舌红苔少，脉细数。

（8）党参10克，黄芪、白术各9克，茯苓12克，甘草、陈皮各9克，半夏6克。若痰多质黏且咳吐不爽、脘痞、苔腻者，加厚朴、苍术；大便稀溏者，加怀山药、薏苡仁、煨木香、砂仁，或平时常服香砂六君子丸、健脾丸、理中丸等；四肢逆冷、形寒蜷卧者，加附子、肉桂、胡桃肉、紫河车，亦可服金匮肾气丸。水煎，每日1剂，分2次服。

本方健脾益气,化痰平喘,适用于脾虚所致的肺气肿,其主要临床症状有:咳喘日久,短气息促而难以接续,动则尤甚,痰吐起沫,头晕耳鸣,腰膝酸软,伴形寒肢冷,自汗,面青唇紫,舌苔淡白或黑润,脉微细或沉弱;或面红烦躁,口咽干燥,汗出黏手,舌红苔少,脉细数。

(9)熟地黄10克,山茱萸12克,山药15克,紫河车6克,胡桃肉、补骨脂各9克,鹿角片6克,肉桂9克,附子6克,五味子9克。呼多吸少者,加紫石英、沉香、磁石、五味子、冬虫夏草;喘甚者,加服参蛤散;咳吐黏痰者,加紫苏子、半夏、茯苓、橘红;喘咳眩悸、肢体水肿、小便不利者,加茯苓、白术、白芍;面赤如妆、虚烦者,加龙骨、牡蛎,平时常服紫河车粉、金匮肾气丸或六味地黄丸;面红烦躁、舌红苔少者,加麦门冬、当归、龟版胶。水煎,每日1剂,分2次服。

本方补肾纳气平喘,运用于肾虚所致的肺气肿,其临床主要症状有:咳逆短气、痰多、面足水肿、形体消瘦、脉细弱、舌质淡。

(10)五味子250克,鸡蛋10个。将五味子水煎半小时,冷却,放入鸡蛋,浸泡10天后,每晨取1个,糖水或热黄酒冲服。

健康小常识——老年人保健养生十法

(1)常梳头:每日坚持梳发至少2次,每次60多梳,可有明目、醒脑、祛风、活血、改善肾功能和防脱发的作用。

(2)常运目:长时间用眼后,要先运转眼珠,再闭目静养,视力特别明亮。方法是:从左而上,从右而下,往返10余次。

(3)常按耳:按摩双耳能补肾、健脑、防耳章。方法是:用双手按摩耳轮,不拘遍数,以热为度。

(4)常叩牙:每天早晨叩牙30多次,能生津、健齿,食之有味。方法是:上下牙叩响,津液咽下。

(5)常运动:生命在于运动。如不经常运动,肌肉关节就要萎缩。方法是:腰常伸、腹常收、肢常摇;夏游泳、冬慢跑、春秋踏青、经常做体操,积极参加力所能及的体力劳动。

(6)常洗脚:每晚临睡前用适度的热水洗脚,为保健秘诀之一。洗脚后按摩涌泉穴30余次,有利于睡眠,冬季用热水洗脚更有神效。

(7)常补营养:营养是生命的物质基础,蛋白质、热能、辅助营养素,这三大类缺一不可。药食并养,以食为主。荤素并举,以素为主。

(8)开口笑:笑一笑十年少。笑体现在生活的各个环节当中。笑在胸腔,肺部扩张,呼吸正常;笑在肚里,产生胃液,帮助消化,增进食欲,促进代谢;笑在全身,兴奋整体,睡眠香甜,精神振奋,心胸开阔,工作起劲。笑是一门学问,常笑、微笑、大笑,都能有效地治疗人们的神经衰弱、忧郁症等精神疾病。但一定要适度,尤其患有高血压、心脏病、心肌梗死等,不可以大笑,只宜微笑。

(9)常开心:紧张、焦虑、恐惧是健康的大敌。中医学要求注意"精神内守,不可七情太过",对于各种不良的刺激要沉着应付,冷静处理才能化险为夷。古人说得好:心诚意正思虑除,顺理修身去烦恼。

(10)常养神:神指心力、心劲。神是身体之主,生死之本,善恶之源。8小时工作时间要专心致志,其他时间与双休日要根据自己的爱好和特长寄情趣于一技之长,以乐保健。

(四)肺心病

1.定义 肺心病也称慢性肺源性心脏病,是因为慢性呼吸系统疾病、胸廓畸形、肺血管疾病引起的肺动脉高压最后导致的心脏病。其病史可长达十几年,甚至几十年,治疗起来困难较多。但只要自己注意保养,对症治疗,会逐渐减轻和康复。

2. 信号

(1)长期反复咳嗽、咳痰。

(2)每到冬季病情加重,咳嗽加剧,痰量增多,变浓或呈黄色。

(3)上楼梯或快步走路时感觉气短,甚至在休息时也出现心悸、气短。

(4)指尖、口唇、口周等呈紫色。

(5)心率加快,心律不齐。

(6)严重时出现呼吸衰竭等。

3. 说明

(1)有前2项者,可能有支气管炎症。

(2)有前4项者,应抓紧治疗。

(3)有后4项者,病情严重,应引起注意。

4. 预防

(1)加强锻炼,提高机体抗病能力,积极治疗支气管及肺部疾患,防治感冒。

(2)宜进食高热能、高蛋白易消化食物。有心衰者应控制钠、水摄入。忌烟酒。

(3)生活规律,顺应自然,秋冬季节时注意保暖,避免受风寒,以致诱发或加重病情。

5. 调养方法

(1)经霜白萝卜适量,水煎代茶饮。萝卜有下气、止咳化痰的作用。适用于肺心病痰多者。

(2)生姜汁适量,南杏仁15克,核桃肉30克,捣烂加蜜糖适量,顿服。具有温中化痰、补肾纳气作用。适宜用肺肾气虚者。

(3)黑芝麻15克,生姜15克,瓜蒌12克。水煎服,每日1剂。具有润肺清肺、温中化痰的作用。本方适用于老年慢性肺心病患者。

(4)炒白芥子6克,炒萝卜子9克,橘皮6克,甘草6克。水煎服。适用于肺心病急性发作时。

（5）紫菜 15 克，牡蛎 50 克，远志 15 克。水煎服。本方有祛痰、清热、安神之功效。适用于夜间咳嗽重的病人。

（6）牛肺 150～200 克，切块；糯米适量。文火焖熟，起锅时加入生姜汁 10～15 毫升，拌匀调味服食。牛肺乃血肉有情之物，以脏养脏，适用于肺虚咳嗽的病人。

（7）人参 3～6 克，核桃 5 枚。加水适量，煎汤服用。具有健脾益气、补益肺肾功效。本方用于咳而少气、自汗、乏力、食少纳呆者。

（8）紫苏子 12 克，粳米 100 克，冰糖少许。先将紫苏子洗净，捣碎，与粳米、冰糖一同入锅内，加水适量，先用旺火煮沸，再改为文火煮成粥，每日分早晚 2 次温服食。本方具有健脾燥湿、化痰止咳之功效。适用于咳嗽痰多、胸闷纳呆者。

（9）款冬花 12 克，冰糖 10 克，放入盅内，加适量水，隔水炖，去渣饮糖水。本方可起到益气养阴，润肺止咳的作用。适用于咳嗽气短，自汗盗汗者。

（10）冬虫夏草 10 克，鲜胎盘 1 个，放入盅内，加水适量，隔水炖熟服之。具有温补脾肾之功效，适用于喘咳遇冷加重，四肢冰凉者。

健康小常识——十点冬季保健秘诀

（1）多护"点"手：每天经常用温热水洗手，并按摩和刺激双手穴位。早晚坚持搓揉手心，以促进血液循环。

（2）多防"点"病：冬季气候寒冷，是很多慢性病复发或加重的季节，应注意防寒保暖，特别是遇到恶劣天气，家中最好备些急救药品。同时还应重视耐寒锻炼，提高御寒及抗病能力，预防呼吸道疾病。

（3）多出"点"汗：要适当活动筋骨，出点汗。锻炼身体要动静结合，跑步做操以微微出汗为好。

（4）多调"点"神：冬天寒冷，易使人情绪低落。做些慢跑、跳舞、滑冰、打球等活动，可除烦闷和调精神。

（5）多早"点"睡：充足的睡眠是长寿的秘诀之一，早睡可养阳气，迟起可固阴精。因此有利于阳气潜藏，阴津蓄积。

（6）多通"点"风：睡前开窗10分钟，有助于跟外界交换新鲜空气，可使人健脑提神。

（7）多喝"点"水：冬天虽然出汗排尿较少，但维持大脑与身体各器官的细胞正常运作仍然需要水分滋养。冬季一般每日补水应在2 000～3 000毫升。

（8）多进"点"补：冬季养生要科学进补。阳气偏虚的人，选羊肉、鸡肉、狗肉等；气血双亏的人，可用鹅肉、鸭肉、乌鸡等。选用枸杞子、红枣、核桃肉、黑芝麻、木耳等。冬令进补时，最好先选用红枣炖牛肉、花生仁加红糖，还可煮些生姜大枣牛肉汤，以调整脾胃功能。

（9）多饮"点"茶：茶含有多种维生素和微量元素，特别是绿茶还能防癌抗癌，对人体起到良好的保健作用，长期开出租车和在电脑前工作的人更应常饮茶。

（10）多喝"点"粥：冬季养生晨起宜食热粥，晚餐宜节食，以养胃气。特别是糯米红枣粥、八宝粥、小米粥等最适宜。还可常食养心安神的桂圆粥、益精养阴的芝麻粥、消食化痰的萝卜粥、养阴固精的胡桃粥、健脾养胃的茯苓粥、益气养阴的大枣粥、润肺生津的银耳粥、清火明目的菊花粥、和胃理肠的鲫鱼粥等。

（五）支气管哮喘

1.定义 支气管哮喘是一种过敏性疾病，多数与遗传有关，大多见于过敏体质的人。常见的抗原体有花粉、粉尘、皮毛、皮屑、药物和带有刺激性的气味等。

2.信号

（1）咳嗽、胸闷、打喷嚏。

（2）突然感到呼吸困难，伴有哮喘、气急、吐白色泡沫痰。

（3）吸气比较顺利,呼气比较困难。

（4）哮喘发作持续在24小时以上,严重时可能出现发绀,四肢末端和嘴角出冷汗,甚至虚脱。

（5）哮喘发作间歇期,一般无症状。

3. 说明

（1）有其中2～4项者,基本可以确诊为支气管哮喘。

（2）有其中1或5项者,可作参考。

（3）支气管哮喘与心源性哮喘的区别

①支气管哮喘以呼吸困难为主,年轻人较多且血压正常。

②心源性哮喘吸、呼气均困难,中老年较多,伴有高血压,心律失常等症状。

4. 预防　支气管哮喘是一种很常见的发作性过敏性疾病,一般分为发作期和缓解期。

本病发作前,常常有先兆症状,如咳嗽,胸闷或连续打喷嚏等,如不及时治疗,就可能很快出现气急,哮鸣,咳嗽,呼吸困难,多痰,患者常被迫坐起,两手前撑,两肩耸起,额部出冷汗,痛苦异常,严重者可见口唇和指甲发绀。发作持续数小时,甚至数日才逐渐缓解。病情缓解后,症状可以完全消失,与常人一样。支气管哮喘病人检查可以发现胸廓膨胀,隆起如桶状,胸锁乳突肌紧张,腹壁肌肉强直,肺部叩诊呈过清音,听诊呼吸音减弱,呼气延长,有干性啰音和哮鸣音;如果同时并发支气管炎或继发感染,可听到湿性啰音。支气管哮喘的诱发因素有:

（1）接触过敏源:过敏源种类有很多,如植物的花粉、房屋的尘土、螨虫、工业粉尘、动物毛屑、鱼、虾、油漆、染料等。

（2）呼吸道感染:肺、支气管、气管、鼻旁窦炎症感染可诱发哮喘。

（3）气候改变:寒冷季节发病率增加,因为秋冬气候转变较频而且又多骤变,病毒性呼吸道感染较多。

（4）精神因素:情绪激动、条件反射可以诱发哮喘。

（5）其他因素:冷空气、煤气等的物理、化学性刺激,剧烈运动或咳嗽后,某些药物如阿司匹林、普萘洛尔(心得安)、吲哚美辛(消炎痛)等,都可诱发哮喘。

本病发作常有季节性,春秋季发病较多。根据反复发作的哮喘史,发作时带有哮鸣音的呼吸困难,服用支气管解痉药可以缓解等,不难作出诊断。

5. 调养方法

(1)豆腐 500 克,麦芽糖 100 克,生萝卜汁 1 杯,混合煮开,为 1 日量,分早晚 2 次服。此方对肺热型的哮喘病十分有效。

(2)杏仁 5 克,麻黄 6 克,豆腐 100 克,混合加水煮 1 小时,去药渣,吃豆腐喝汤。每日或隔日 1 剂。此方对哮喘病人也很有效。

(3)鲜嫩丝瓜 5 个,切碎,水煎去渣后口服;或用丝瓜藤汁,每次口服 30 毫升,每日 3 次,方法为取丝瓜藤离地面 3～4 尺处剪断,断端插入瓶中,鲜汁滴入瓶内,一天可集液汁 500 毫升左右。

(4)将干胎盘 1 只和干地龙 100 条共研细末,装入空心胶囊中备用,每次口服 5～8 粒,每日 3 次,空腹温开水送下,10 日为 1 个疗程。

(5)核桃对哮喘有较好的疗效,取核桃仁 30 克,生姜 15 克,猪肺 250 克。洗净猪肺加水放入核桃仁、生姜,炖熟。每日 3 次,在 1～2 日内服完。本方适用于哮喘病日久不愈、反复发作的肾虚患者。

(6)生姜 1/3,芋头 2/3 的量,去皮磨成泥,加入与生姜同量之面粉,使其糊浓稠,搅拌均匀,于临睡前,将此姜芋糊摊于长方形布上,或是做成袋,贴于胸部睡觉,翌晨取下,连续七天,即可断根。

(7)生姜 30 克,切细,捣烂绞汁,同白芥子 10 克,加烧酒研成糊,以纱布包裹棉球蘸药糊,擦拭肺俞、大椎、膻中 3 个穴位。每穴擦拭 10 分钟,以局部觉灼热为度。或以纱布两层,剪成棋子般大小,蘸药贴于这 3 个穴位 1 小时左右,痛则除去,以不起泡为度。

(8)对急性支气管哮喘,取豆腐 1 碗,红糖 100 克,生萝卜汁半酒杯,混合煮沸,每日 2 次,本法对治急哮、痰多哮喘皆有效果。

(9)白果仁 10～12 克(炒),后加水煮熟,加入少许红糖或蜂蜜,带汤食之。

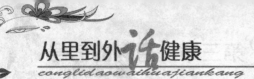

(10)胡颓子叶 12 克,紫苏子 10 克,白果 7 粒,水煎,每日 2 次温服。

 健康小常识——十种冬季有效减肥方法

(1)喝开水:热水有暖身效果,冬季多喝开水可补水分,抵抗干燥天气,使皮肤保持水嫩光滑。最重要的是,可使身体产生一定热能,有利于发汗。所以,冬季多喝开水是一种减肥美容的好方法。

(2)洗热水浴:在冬季,泡热水澡不但使心情舒畅,还能达到减肥的效果。

(3)增加日照:在冬季,多晒太阳可以唤醒身体,让那些"罢工"的部位运动起来,这才是健康的减肥方案。

(4)买几件紧身毛衣:紧身毛衣因为贴近皮肤,会让你用自身的热能来燃烧多余的脂肪。

(5)暖手袋:女孩子的手脚都容易冰冷,用暖手袋来暖暖手,手暖了身体也就跟着暖起来。因暖手袋不断从手部给身体提供热能,祛除寒冷,故不想再吃东西来补充热能。

(6)控制脂肪量:控制脂肪量能减肥。含脂肪多的食物会使人越吃越胖。因此,要尽量少吃含脂肪多的食物。

(7)流食减肥:在 16 个星期内完全不吃固体食物,每天只喝几杯调味的流质蛋白质,第一个星期体重可减掉 2~4 公斤,而后每周可减 2.5 公斤左右。

(8)食醋减肥:肥胖者每日饮用 15~20 毫升食醋,在一个月内就可以减轻体重 3 公斤左右。老陈醋里丰富的氨基酸成分,对减肥与保持健康非常有利。

(9)蜂蜜加白醋减肥:在日常饮食不变的情况下,将蜂蜜和白醋以 1∶4 的比例食用。早餐前 20 分钟空腹喝蜂蜜加白醋,中餐和晚餐后立即喝蜂蜜加白醋。坚持下去,减肥效果会很好。

(10)慢食减肥:减慢进食速度,仔细咀嚼食物,使得碳水化合物(糖类)分解成为葡萄糖,葡萄糖吸收进入人体后,体内的血糖水平就会升高;当血糖升高到一定水平时,大脑的食物中枢会发出停止进食的信号。

(六)肺结核

1.定义　肺结核是结核杆菌引起的肺部疾病。主要是由开放性肺结核的病人咳嗽、打喷嚏时散发的带结核杆菌的气溶胶进行传播。

2.信号

(1)周身无力、疲倦、发懒、不愿活动。

(2)手足发热、不想饮食、白天有低热、下午面颊潮红、夜间有盗汗。

(3)发热、体力下降、双肩酸痛、女性月经不调或闭经。

(4)经常咳嗽,但痰却不多,有时痰中带血丝。

(5)大量咯血、胸背疼痛。

(6)高热。

3.说明

(1)凡有其中1～4项者,应及时检查,可能是初期患病,只要抓紧治疗可能很快好转。

(2)如有其中5～6项者,病情已严重,应去医院拍片确诊,抓紧治疗。

(3)若有发热、咳嗽者,应与慢性支气管炎加以区别;有咳嗽、咳痰、咯血者,应与支气管扩张加以区别;有发热、咳嗽者,应与肺炎加以区别。

4.预防

(1)儿童应按时接种卡介苗。接种后可增加免疫力,能避免被结核杆菌感染而患病。

(2)肺结核的主要传播途径是飞沫传播。开放性肺结核病人在咳嗽、打喷嚏、大声谈笑时喷射出带菌的飞沫而传染给健康人。病人如随地吐痰,待痰液干燥后病菌随灰尘在空气中飞扬而传染。凡痰中找到结核杆菌的病人外出应戴口罩,不要对着别人面部讲话,不可随地吐痰,应吐在手帕或废纸内,集中消毒或用火焚烧灭菌。痰液可用6％～12％的来苏儿溶液浸泡3～12小时消毒。病人应养成分食习惯,与病人共餐或食入被结核杆菌污染的食物可引起消化道感染。

(3)痰菌阳性病人应隔离。若家庭隔离,病人应独住,饮食、食具、器皿均应分开。被褥、衣服等可在阳光下曝晒2小时消毒,食具等煮沸1分钟即能杀灭结核杆菌。

居室应保持空气流通、阳光充足,每日应打开门窗3次,每次20～30分钟。一般在痰菌阴性时,可取消隔离。

(4)对肺结核应有正确的认识,目前肺结核有特效药物治疗,疗效十分满意。肺结核不再是不治之症了。应有乐观精神和积极态度,做到坚持按时按量服药,完成规定的疗程,否则容易复发。

(5)可选择养生功、保健功、太极拳等项目进行锻炼,以使机体的生理功能恢复正常,逐渐恢复健康,增强抗病能力。平时注意防寒保暖,节制房事。

(6)饮食以高蛋白、糖类、维生素类为主,宜食新鲜蔬菜、水果及豆类。应戒烟禁酒。

近年来研究证明,吸烟会使抗痨药物的血浓度降低,对治疗肺结核不利,又能增加支气管痰液的分泌,使咳嗽加剧,结核病灶扩散,加重潮热、咯血、盗汗等症状。饮酒能增加抗痨药物对肝脏的毒性作用,导致药物性肝炎,又能使机体血管扩张,容易产生咯血症状。

5.调养方法

(1)羊髓生地羹:羊脊髓、蜂蜜各50克,生地黄10克,熟羊脂油15克,黄酒25克,生姜丝、食盐各少许。先将羊脊髓、生地黄一同放入锅内,加水煮汤至熟透,捞去药渣,再加入熟羊脂油、食盐、生姜丝、黄酒、蜂蜜等,加热至沸即成。

此羹具有滋阴清热,止咳化痰的功效,适用于肺结核之低热、咳嗽、咳痰等症,一顿或分顿食用。

(2)银耳鸽蛋羹:银耳2克,冰糖20克,鸽蛋1个。先将银耳用清水浸泡 20 分钟后揉碎,加水 400 克,用武火煮沸后加入冰糖,文火炖烂;然后将鸽蛋打开,用文火蒸 3 分钟,再放入炖烂的银耳羹中,煮沸即成。

此羹具有养阴润肺,益胃生津的功效,适用于肺结核干咳,饮汤吃银耳和鸽蛋。

(3)胡萝卜蜂蜜汤:胡萝卜 1 000 克,蜂蜜 100 克,明矾 3 克。将胡萝卜洗净切片,加水 350 毫升,煮沸 20 分钟,去渣取汁,加入蜂蜜、明矾,搅匀,再煮沸片刻即成。

此汤具有祛痰止咳的功效,适用于咳嗽、痰白、肺结核咯血等症,每次 50 克,日服 3 次。

(4)甲鱼滋阴汤:甲鱼肉 250 克,百部、地骨皮、知母各 9 克,生地黄 24 克,食盐适量。将甲鱼放入沸水锅中烫死,剁去头爪;揭去硬壳,掏出内脏,洗净后切成 1 厘米见方的块,与洗净的百部、地骨皮、知母、生地黄一同放入沙锅内,加水适量,用武火煮沸,再转用文火炖 2 小时,加食盐调味即成。

此汤具有滋阴清热,抗衰老的功效。适用于肺结核出现潮热、盗汗、手足心热等阴虚症状,佐餐食用,日服 1 剂。

(5)鸡肝牡蛎瓦楞子汤:鸡肝 1～2 具,生牡蛎 15～24 克,瓦楞子 12～15 克。将鸡肝洗净切片,生牡蛎、瓦楞子打碎;先煎牡蛎、瓦楞子,60 分钟后下鸡肝,待鸡肝熟后取汤饮用。

此汤具有补肝肾,消积化痰的功效。适用于慢性咳嗽发热、疳积、肺结核、淋巴结核等,日服 1 剂。

(6)雪梨菠菜根汤:雪梨 1 个,菠菜根、百合各 30 克,百部 12 克。将雪梨洗净切块,菠菜根洗净切成段,与百合、百部一同入锅,加水适量,煎汤,水沸后 40 分钟即成。

此汤具有清热,滋阴,润肺的功效,适用于肺结核,不拘时饮用。

健康小常识——十种醒酒方法

(1)马蹄解酒:取马蹄(即荸荠)10多个洗净捣成泥,用纱布包裹压榨出汁饮服(此法最适宜于饮烈性酒酒醉患者)。

(2)甘蔗解酒:将洗净除皮的甘蔗,切成小段榨汁饮用,有解酒作用。

(3)芹菜解酒:取芹菜适量洗净切碎捣烂,用纱布包裹压榨出汁饮服(此法可解酒醉后头痛脑涨,颜面潮红等症)。

(4)豆类解酒:用绿豆、红小豆、黑豆各50克,加甘草15克,煮烂,豆、汤一起服下,能提神解酒,缓解酒精中毒症状。

(5)中药解酒:中药葛花30克加适量水,煎汤饮服,解酒效果尤佳。

(6)饮酸醋:酸遇酒精即生成乙酸乙酯和水,可减轻酒精对人体的损害,醉酒时用酸醋或陈醋60克,红糖25克,生姜片5克,加水适量,煎后饮服。

(7)饮牛奶:牛奶与酒混合,可使蛋白凝固,延缓酒精在胃内的吸收,并有保护胃黏膜的作用。

(8)饮萝卜汁水:用生白萝卜500克,洗净榨汁,代茶饮服,每次1杯,饮2~3次,有解酒和消酒气功效。

(9)饮浓米汤:浓米汤里含有多种糖及B族维生素,有调和解毒醒酒之功效;如加适量白糖效果更好。

(10)蛋清解酒:将生鸡蛋清、鲜牛奶、霜柿饼各适量煎汤,可解渴、清热、解醉。

(七)肺炎

1.定义 肺炎是呼吸系统最常见的一种感染性疾病,可以由病毒、细菌、衣原体、支原体及真菌等引发。

2. 信号

(1)常伴有发热现象,高热在 39℃ 以上。

(2)有咳嗽、咳痰、咯血症状。

(3)伴有胸闷、气短、胸痛等症状。

(4)头痛、腹泻、食欲减退,严重时出现呼吸困难。

3. 说明

(1)出现前 2 项者,应引起高度的重视。

(2)出现后 2 项者,应立即到医院检查。

(3)如出现以上 4 种情况,问题比较严重,应考虑住院治疗。

4. 预防 世界卫生组织(WHO)在最近一份报告中指出,在全球引起发病和造成死亡的疾病中,下呼吸道感染(主要是肺炎)被列为第三位高危害疾病。我国在北京、上海、深圳等九个城市通过对 60 岁以上的老年人进行重点调查后发现,在所患常见病中有 26% 为肺炎。北京某医院的死因分析表明,肺炎为 80 岁以上老年人的第一位死因。

引起肺炎的病原很复杂,包括细菌、病毒、支原体等多种。但由肺炎球菌引起的肺炎最为多见,达到 83%,居首位。在世界范围内,有 5%～10% 的健康成人和 20%～40% 的健康儿童是肺炎球菌的携带者。肺炎球菌一般寄居在正常人的鼻咽部,一般不会发病,当人体免疫力下降时,如感冒、劳累、慢性支气管炎、慢性心脏病、长期吸烟等,肺炎球菌即可乘机侵入人体,引起肺炎、中耳炎、鼻窦炎、脑膜炎、心内膜炎、败血症等。又由于近年来抗生素的广泛应用,使肺炎球菌对多种药物产生了耐药性,这又为治疗带来了困难。

有哪些人容易患肺炎呢？主要是体质较弱或患有慢性疾病的人。比如:60 岁以上的老年人;反复发生呼吸道感染的儿童和成年人;患有慢性疾病的人,如心脏病、肺部疾病、肾病、肝病、糖尿病、恶性肿瘤;长期住院或在家卧床的伤残病患者;何杰金病患者;有酗酒习惯的人等。这些人往往免疫力较低,机体抵御外界有害病菌侵害的能力较弱。

增强体质,提高自身的免疫力,是预防肺炎的有效途径。1988 年 3

月,世界卫生组织在哥本哈根召开的"老年人肺炎球菌疫苗免疫咨询会议"上建议,对所有老人和所有高危人群均给予肺炎疫苗接种。美国2000年的卫生目标中规定,包括65岁以上老年人在内的容易并发肺炎球菌感染的高危人群,肺炎球菌疫苗的接种率应达60%以上。1996年底,我国卫生部批准肺炎球菌疫苗进入中国,目前已在全国各地卫生防疫部门广泛使用。

该疫苗注射于上臂外侧皮下,只需注射1次(0.5毫升),保护期可达5年以上。疫苗接种后,少数人可在注射局部有轻微肿痛,极少数人(少于1%)可出现低热,均可在2~3天内恢复。

5.调养方法

(1)芹菜熘鲤鱼:鲤鱼250克,鲜芹菜50克,淀粉、姜丝、酱油、白糖、醋、食盐、味精、黄酒、泡酸辣椒、菜油各适量。

将鲤鱼切成丝,芹菜切段,把酱油、白糖、醋、味精、黄酒、食盐、淀粉,上汤调成汁。炒锅置旺火上,下油烧至五成热,放入鱼丝熘散,沥去余油,放姜丝、泡酸辣椒。芹菜段炒出香味,而后烹入芡汁,放入亮油,起锅即可。

鲤鱼有清热解毒、利尿消肿、止咳下气等功效;芹菜有平肝清热、祛风利湿、养神益气等功效。鲤鱼芹菜合食,可作为急、慢性肺炎的辅助治疗。

(2)兔肉蘑菇丝:熟兔肉100克,蘑菇50克,葱白25克,酱油、香油、芝麻酱各适量。

将熟兔肉、葱白分别切丝,蘑菇煮熟。葱、蘑菇垫底,兔丝盖面,盛入盘内。用酱油把芝麻酱分次调散,香油调匀成味汁,淋于兔肉上即可食用。

兔肉有清热解毒、益气健脾、祛湿凉血等功效,蘑菇有解毒润燥、益气补脾、化湿止泻等功效。兔肉蘑菇合食,适用于急性肺炎。

(3)鹌鹑百合汤:鹌鹑1只,百合25克,生姜、葱、味精、食盐各适量。

将鹌鹑杀死后去毛、脚爪及内脏,洗净,放入开水中氽一下,捞出切块;将百合掰瓣,洗净,备用。将姜、葱洗净,姜拍破,葱切段。锅置于旺火上,倒入适量清水,放入鹌鹑,烧开,下百合、姜块、葱段,改用小火炖至鹌鹑熟时,加入食盐、味精焖数分钟,入汤碗即可食用。

鹌鹑肉有补五脏、益肝清肺、清热利湿、消积止泻等功效；百合有润肺止咳、养阴清热、清心安神等功效。二者同食,适用于急、慢性肺炎。

(4)瘦肉白菜汤:猪瘦肉、大白菜心各 100 克,姜、蒜、食盐、味精、鸡油各少许。

将瘦肉切丝,白菜洗净、切丝,放入沸水中,刚熟时捞出,放清水漂净,滤干水分待用;锅置于旺火上,下鸡油烧五成热,放入蒜、姜,炒金黄色,再加瘦肉合炒,加入食盐,入汤煮熟,再加白菜心煮沸,放入味精即可食用。

瘦肉有补中益气、生津润肠功效;大白菜性平,味甘,有清热解毒、化痰止咳、除烦通便等功效。瘦肉、白菜合食,适用于急、慢性肺炎。

健康小常识——预防肠道疾病注意十个细节

(1)食品在冰箱储藏时间:食品在冰箱内储藏别超 7 天;生鲜肉在冰箱储存时间最长不要超半年,熟食常温下存放时间应在 2 小时内;冰箱冷冻室储存的食品一般不要超过 3 个月,冷藏室食品不要超过 3 天,即使保鲜性能较高的冰箱,也不宜超过 7 天。烹调好的食物室温存放不应超过 4 小时。如果未能立即食用,请将食物降温后放入冰箱低温冷藏。

(2)每月用清洁剂加热水擦洗冰箱:研究发现,家用冰箱中的细菌密度比厨房地板、灶台还要高。肉馅在买后 12 小时内食用,其余肉类在 1～2 天内食用,香肠和奶酪等也应该在 6～10 天内吃完。另外,冰箱还需每月用酸性清洁剂加热水擦洗。

(3)果汁不宜长时间放冰箱:将果汁存放冰箱内,主要营养成分会下降甚至完全消失。刚榨出来的果汁维生素等不稳定,会渐渐地分解,失去活性。特别是果汁中的维生素C,损失最快,所以要及时喝完。山楂汁、柑橘汁、葡萄汁等打开之后,在冰箱存放最多 3～5 日。

(4)存放酱料要防污染:开启后的酱料或吃剩的咸菜罐头,

用保鲜膜密封好,放入冰箱储藏,时间以不超过1~2周为宜。

(5)面包放冰箱更易变硬:如果短时间在冰箱内存放面包,应将它放在室温下。饼干无需放进冰箱。冷藏后的饼干在常温下易受潮,会失去原来的口味,可能对健康有危害。

(6)扁豆煮熟、土豆去皮再吃:扁豆、大豆、土豆等食品中含有植物凝集素、皂素等天然毒素,可引起胃肠道不适、腹痛、腹泻、恶心、呕吐等,加热其会破坏,故扁豆要彻底加热到变色后方可食用;大豆中的有害成分为胰蛋白酶抑制剂,可移行到豆浆中,因此豆浆未加热熟透食用,可发生腹胀、腹泻等症状;土豆的有害物质为龙葵碱,食用前最好去皮,剔掉芽眼,发绿的皮一定要去除。

(7)夏季慎食高危食品:夏天是细菌大量孳生繁殖的季节,凉拌菜宜随吃随拌,不应吃隔顿凉拌菜。加工凉拌菜的蔬果一定要洗净消毒。夏季食用生食水产品风险较大,应不食用炝虾、毛蚶、泥螺、醉虾、醉蟹等生食水产品。

(8)熟食食用前要再次彻底加热:熟食品在储藏过程中会有细菌繁殖,因此食用储存过的熟食,一定要再次彻底加热,保证食物中心温度达70℃以上,或煮沸5~10分钟,杀灭食物储存过程中生长繁殖的细菌。剩饭剩菜食用前必须彻底加热。

(9)生食与熟食分开加工、存放:食品加工要遵守从生到熟的加工顺序,将生食与熟食分别存放,菜刀、菜板等生熟工具、容器分开,在进行熟食直接入口食品操作时,使用熟菜专用菜刀、菜板;在进行生食如生鱼、生肉等操作时,使用生菜专用菜刀、菜板。

(10)食品储藏有讲究:贮存食品的方法主要有两种,即低温贮存和常温贮存。低温贮存主要适用于易腐食品,如动物性食品。常温贮存主要适用于粮食、食用油、调味品、糖果、瓶装饮料等不易腐败的食品。常温贮存的基本要求是,贮存场所清洁卫生、阴凉干燥,避免高温、潮湿;无蟑螂、老鼠等虫害。

（八）肺癌

1. 定义 肺癌是指起源于支气管上皮或肺泡上皮的癌，所以称原发性支气管肺癌。它大多先发生于支气管，再向肺泡发展；少数先发生于肺泡，再向支气管蔓延；病块硬如木石，可向四周乃至全身扩散。

2. 信号

（1）可有咳嗽、咯血、发热、胸背痛、胸闷、气短或乏力等。咳嗽为首发症状者约占 45％，痰中带血或咯血为首发症状者约占 20％；有局部性喘鸣者约占 2％。

（2）慢性支气管炎、肺结核、肺部各种疾病等病人并发肺癌时，其原有症状常有所改变，如痰中反复带血丝、咳嗽发呛，胸痛加重且较持续。

（3）有杵状指（趾）、增生性骨关节病、皮肌炎、肌无力样综合征、内分泌紊乱等，可早于呼吸道症状出现，可为早期诊断提供线索。

3. 预防 加强体育锻炼，增强机体抗病能力，避免接触致癌因素，可降低患病率。提倡戒烟，加强防护，避免或减少接触苯并芘、石棉、煤焦油、电离辐射等致癌物质。对肺癌易感人群做好防癌普查工作也是早期发现肺癌的重要手段。

保持患者心情开朗，起居有时，保持室内空气新鲜，注意防寒保暖，防止外邪袭肺造成肺部继发感染。少吃黏腻、辛辣刺激之物，多吃香菇、薏苡仁、海带等抗癌的食物。对于严重病人还应注意观察体温、血压、呼吸、脉搏的情况及痰量、痰的颜色，尤其要注意保持呼吸道通畅。

4. 调养方法

（1）蜂蜜润肺止咳丸：露蜂房、僵蚕各等份，蜂蜜适量。将 3 味药研末，炼蜜为丸。每次 6 克，每日 2 次。具有润肺化痰、散结消肿功效。适用于肺癌咳嗽明显者。

（2）甘草雪梨煲猪肺：甘草 10 克，雪梨 2 个，猪肺约 250 克。梨削皮切成块，猪肺洗净切成片，挤去泡沫，与甘草同放沙锅内。加冰糖少许，清水适量小火熬 3 小时后服用。每日 1 次，具有润肺除痰作用，适用于咳嗽不止者。

(3)冰糖杏仁糊:甜杏仁15克,苦杏仁3克,粳米50克,冰糖适量。将甜杏仁和苦杏仁用清水泡软去皮,捣烂加粳米、清水及冰糖煮成稠粥,隔日1次。具有润肺祛痰、止咳平喘、润肠等功效。

(4)白果枣粥:白果25克,大枣20枚,糯米50克。将白果、大枣、糯米共同煮粥。早、晚空腹温服,有解毒消肿的作用。

(5)白芨炖燕窝:白芨9克,燕窝9克,冰糖适量。将白芨、燕窝隔水炖至极烂,过滤去渣。加冰糖调味后再炖片刻即成,每日1~2次。具有补肺养阴,止咳止血作用。

(6)银杏蒸鸭:白果200克,白鸭1只。白果去壳,开水煮熟后去皮、芯,再用开水焯后混入杀好去骨的鸭肉中。加清汤,笼蒸2小时至鸭肉熟烂后食用,可经常食用。具有补虚平喘,利水退肿作用。适用于晚期肺癌喘息无力、全身虚弱、痰多者。

(7)五味子炖肉:五味子50克,鸭肉或猪瘦肉适量。五味子与肉一起蒸食或炖食,并酌情加入调料。肉、药、汤俱服,补肺益肾,止咳平喘,适宜于肺癌肾虚型病人。

(8)莲子鸡:莲子参15克,鸡或鸭、猪肉适量。莲子参与肉共炖熟,适当加入调料即可。经常服用,补肺、益气、生津。适用于肺癌气血不足者。

(9)冬瓜皮蚕豆汤:冬瓜皮60克,冬瓜子60克,蚕豆60克。将上述食物放入锅内加水3碗煎至1碗,再加入适当调料即成,去渣饮用。具有除湿、利水、消肿功效。适用于肺癌有胸水者。

(10)姜汁牛肉饭:鲜牛肉100~150克,生姜50克,大米500克,酱油、花生油、葱、姜、食盐各少许。将鲜牛肉洗净切碎做成肉糜状,把生姜挤压出汁约有两羹匙,放入牛肉中再放酱油、花生油、葱姜末调匀备用。把米淘洗干净后用水煮至八成熟时捞出沥水,共拌好,笼蒸1小时即可。

(11)羊骨粥:羊骨2具(约重100克左右),粳米或糯米100克,食盐少许。先将羊骨洗净剁成小块(如乒乓球大小),加水煎煮,取其汤液与洗净的粳米(或糯米)同煮为粥,粥熟后加入食盐,即能食之。

健康小常识——十种不良习惯易患癌症

(1)吸烟:吸烟者比不吸烟者患癌危险要高7~11倍。肺癌、喉癌、食管癌等超过30%的癌症发生与吸烟密切相关。

(2)饮酒:无论是含有酒精的饮料,还是啤酒、葡萄酒和烈性酒,随着摄入量的增加,患口腔癌、咽癌和喉癌的危险显著升高。如果一定要喝,男性每天应不超2份(1份含酒精10~15克),女性别超过1份。

(3)每天锻炼少于半小时:专家组认为,久坐的生活方式会增加患某些癌症的危险性。进行有规律的、持续的身体活动,能预防某些部位的癌症,如结肠癌等。

(4)常饮含糖饮料:含糖饮料提供了热能,却极易导致肥胖。肥胖已成为导致癌症的"罪魁祸首"。

(5)蔬果摄入特少:水果和蔬菜可能降低咽癌、喉癌、食管癌等多种癌症的发生率。每日应吃5份(至少400克)不同种类的蔬菜和水果,最好包括红、绿、黄、紫等不同颜色。

(6)红肉摄入过多:红肉含量过高的膳食可能导致胰腺癌、乳腺癌、前列腺癌等多发。每周摄入量应少于500克,同时少吃加工的肉类品。

(7)盐摄入超量:食盐和盐腌食物将增加胃癌的发生率。每日盐的总摄入量应低于6克。

(8)缺乏母乳喂养:母乳喂养能降低妈妈绝经前患乳腺癌和卵巢癌的几率,同时还能预防儿童体重超重,降低罹患癌症的风险。

(9)不洁性生活:据研究,没有性生活的女性是不会得宫颈癌的,宫颈癌与"不当的性生活"密切相关,如性交过频、不注意性卫生、多性伴侣、过早性交史……它使女性子宫颈的细胞因长期受到刺激或感染而发生的炎症。

（10）熬夜：夜晚熬夜、值夜班都会破坏了人体褪黑素的生成。褪黑素是一种抗氧化剂，在夜晚9点到早晨8点之间表现活跃，其作用能够保护DNA免受氧化作用的破坏，抑制癌变细胞，阻止和修复癌变。若夜晚不睡，破坏人体正常生物钟模式，且受人造光线干扰，使白血病、乳腺癌、前列腺癌等癌症的发生几率增加。

二、消化系统

　　人体消化系统由消化道和消化腺两大部分组成。消化道包括口腔、咽、食管、胃、小肠（包括十二指肠、空肠、回肠）和大肠（包括盲肠、阑尾、结肠、直肠）。在临床上，常把消化道分为上消化道（十二指肠以上的消化道）和下消化道（十二指肠以下的消化道）。

　　消化腺包括口腔腺、肝、胰腺，以及消化管壁上的许多小腺体，其主要功能是分泌消化液。人体在整个生命活动中，必须从外界摄取营养物质作为生命活动能量的来源，满足人体发育、生长、生殖、组织修补等一系列新陈代谢活动的需要。人体消化系统各器官协调合作，把从外界摄取的食物进行物理性、化学性的消化，吸收其营养物质，并将食物残渣排出体外，是保证人体新陈代谢正常进行的一个重要系统。

健康小常识——健康膳食十个方法

　　（1）每人每天一杯豆浆。

　　（2）每人每天一个鸡蛋。

　　（3）每周坚持吃一次海鱼。

　　（4）增加豆及豆制品摄入量。

　　（5）鸡肉、鸭肉代替猪肉。

(6)每人每天最好吃一斤蔬菜。

(7)尽量吃些菌菇类食品。

(8)每人每天6克盐。

(9)控制高糖、高脂及高热能饮食。

(10)吃饭不要太饱,七八成饱为宜。

(一)胃溃疡

1.定义 胃溃疡是指发生于胃的一种界线清楚的局限性组织缺损,可累及胃的黏膜层、黏膜下层,有时穿透到肌层,甚至浆膜层,愈合后可遗留瘢痕。胃溃疡为我国的多发病之一,也是一种全球性的多发病。

2.信号

(1)常有反酸、烧心感觉。

(2)伴有恶心、呕吐症状。

(3)常有早饱、腹胀、食欲减退的问题。

(4)痉挛性便秘。

(5)唾液分泌增多。

3.说明 若有其中4条症状及以上者,即可确诊为胃溃疡。

4.预防

(1)饮食有节:按时进餐,多素少荤,多餐少食,多嚼慢咽,多面米少烟酒,少油炸刺激食物。

(2)坚持锻炼:饭后摩腹,晨起散步等。

(3)和悦情志:少怒少恼,开豁大度。

(4)起居有常:按时起卧,尤忌熬夜不眠。

(5)有病早治:有病及时就医,治疗疾病应顾护脾胃。

(6)避免精神紧张:精神紧张、情绪激动,或过分忧虑对大脑皮质产生不良的刺激,使丘脑下中枢的调节作用减弱或丧失,引起自主神经功能紊乱,不利于食物的消化和溃疡的愈合。保持轻松愉快的心境,是治愈胃溃疡的关键。

(7)消除细菌感染病因:以往认为胃溃疡与胃液消化作用有关,与神经内分泌功能失调有关,因而传统疗法是制酸、解痉、止痛。近年有关专家研究发现,有些胃溃疡是由细菌感染引起的,最常见的是幽门螺杆菌。这类病人必须采用抗生素治疗。

(8)避免服用对胃黏膜有损害的药物:有些药物,如阿司匹林、地塞米松、泼尼松、吲哚美辛(消炎痛)等对胃黏膜有刺激作用,可加重胃溃疡的病情,应尽量避免使用。如果因疾病需要不得不服用,或向医生说明,改其他药,或遵医嘱,配合一些其他辅助药物,或放在饭后服用,减少对胃的不良反应。

(9)讲究生活规律,注意气候变化:胃溃疡病人生活一定要有规律,不可过分疲劳,劳累过度不但会影响食物的消化,还会妨碍溃疡的愈合。溃疡病发作与气候变化有一定的关系,因此溃疡病人必须注意气候变化,根据节气冷暖,及时添减衣被。

5.饮食原则

(1)少吃油炸食物:因为这类食物不容易消化,会加重消化道负担,多吃会引起消化不良,还会使血脂增高,对健康不利。

(2)少吃腌制食物:这些食物中含有较多的盐分及某些致癌物,不宜多吃。

(3)少吃生冷食物、刺激性食物:生冷和刺激性强的食物对消化道黏膜具有较强的刺激作用,容易引起腹泻或消化道炎症。

(4)规律饮食:研究表明,有规律地进餐,定时定量,可形成条件反射,有助于消化腺的分泌,更利于消化。

(5)定时定量:要做到每餐食量适度,每日3餐定时,到了规定时间,不管肚子饿不饿,都应主动进食,避免过饥或过饱。

(6)温度适宜:饮食的温度应以"不烫不凉"为度。

(7)细嚼慢咽:以减轻胃肠负担。对食物咀嚼次数愈多,随之分泌的唾液也愈多,对胃黏膜有保护作用。

(8)饮水择时:最佳的饮水时间是晨起空腹时及每次进餐前1小时,

餐后立即饮水会稀释胃液,用汤泡饭也会影响食物的消化。

(9)注意防寒:胃部受凉后会使胃的功能受损,故要注意胃部保暖不要受寒。

(10)避免刺激:不吸烟,因为吸烟使胃部血管收缩,影响胃壁细胞的血液供应,使胃黏膜抵抗力降低而诱发胃病。应少饮酒,少吃辣椒、胡椒等辛辣食物。

(11)补充维生素C:维生素C对胃有保护作用,胃液中保持正常的维生素C的含量,能有效发挥胃的功能,保护胃部和增强胃的抗病能力。因此,要多吃富含维生素C的蔬菜和水果。

(12)溃疡病饮食原则

①少量多餐,每日5～6餐,注意定时定量,避免过饥过饱。选用易消化、营养价值高及保护胃的食物。

②烹调方法宜用蒸、熬、煮、汆、烩等烹调方法,忌用煎炸。

③忌用粗纤维多、硬而不消化的食物。避免用过甜、过酸、过冷、过热及辛辣食物。

(13)浅表性胃炎饮食原则

①少量多餐,每日5～6餐。可增加无糖牛奶、苏打饼干、多碱馒头等。

②烹调方法宜用蒸、熬、煮、汆、烩等烹调方法。忌用煎、炸、烹、熘、烧、生拌。

③忌食粗纤维多的蔬菜、咖啡、浓茶、烈性酒、辣、酸、芥末及过甜的食物。宜进食奶油和黄油(可抑制胃酸分泌)。

(14)萎缩性胃炎饮食原则

①少量多餐,每日6餐,选择易消化的食物。可适量增加醋调味可助消化。

②进食含优质蛋白质及铁丰富的食物。进食新鲜绿叶蔬菜,如番茄、油菜、菠菜、胡萝卜等。进食肉汁及浓肉汤有助于胃液分泌。

③限制含碱多的面条、馒头、奶油、黄油等能中和胃酸分泌的食物。

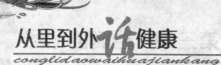

从里到外话健康

conglidaowaihuajiankang

（15）胃切除术后饮食原则

①选用排空较慢的黏稠、易消化食物。少量多餐根据吸收情况逐渐增加饮食的质和量。

②宜供给高蛋白、高脂肪、高热能、低糖类、少渣、易消化食物。注意补充各种维生素及铁、钾、钠、氯等。少用单糖及双糖，预防诱发倾倒综合征。

6.调养方法

（1）土豆去皮捣碎，用多层纱布包起来挤压取汁，煮沸饮服，每日3次，每次1汤勺，连服2～3周，可治胃与十二指肠溃疡。

（2）取0.2～0.3克云南白药，用温开水送服，可治胃溃疡出血。

（3）大枣10枚，红花10克，加水煎取200毫升药液，再加蜂蜜60克调服。每日1剂，清晨空腹饮服，20日为1个疗程，可治胃溃疡。

（4）用猪肚或鸡蛋炖花生，可对胃溃疡有疗效。

（5）维生素E每次服100毫克，每日3次，连服2～3周，对胃溃疡有一定疗效。

（6）每日清晨空腹食用蜂蜜60克，日久可治胃病，并可促进溃疡愈合。

 健康小常识——肌肤美白的十条高招

（1）避免在上午10点后至下午2点前外出。

（2）使用防晒产品。无论是曝晒于阳光下，还是戏水或潜水都要防晒。正常防晒每隔2～3小时再擦一次，而喜欢戏水或潜水者，应使用防晒系数高且具防水效果的防晒品。

（3）只要从事过户外活动，无论日晒的程度如何，回家后应先将全身用温水洗净，并可抹些身体的护肤品。或用毛巾包裹冰块，冰镇在发热的肌肤上，减缓燥热不舒服的感觉。

（4）将西瓜皮或天然芦荟冰敷在晒红的皮肤上，有消炎、凉快清爽的作用，还可改善肌肤发红现象。

（5）舒缓紧绷的身心。生活压力会带来肌肤的不适，长期处于压力下肌肤需要特别的照顾，在夜晚聆听轻松愉快的音乐，在大自然的乐声中做好美白保养并净化心灵，舒缓疲惫的身心。

（6）不要摄取含有人工食品添加剂的食物。健康人的内脏会维持代谢正常，让黑色素顺利排出。而食物中过多的人工添加剂会造成内脏的负担，造成黑色素沉淀，形成黑斑、雀斑等。

（7）并非所有皮肤抗日晒的程度都一样。

通常白皙皮肤比深色皮肤更容易被阳光灼伤，根据自己将在紫外线照射情况下停留时间的长短，选择相应防晒指数的防晒品。

（8）紫外线长期照射，会导致白内障或慢性眼炎，甚至眼角膜受损。保护方法是戴上紫外线滤镜：有透明或深色滤镜片。眼部防晒品和化妆品也能避免眼睛四周受到阳光的损害。

（9）日晒前避免服用某些激素类药物或糖精。因为在接触紫外线后，这些成分会引起皮肤黑色素加深。

（10）日晒前最好避免用柠檬、芹菜、黄瓜等蔬菜敷脸。因为这些蔬果含有某些成分，很容易在吸收阳光紫外线的同时引起色素沉淀。

（二）十二指肠溃疡

1.定义　十二指肠溃疡是由多种原因引起的，发生于十二指肠的局限性组织缺失，累及黏膜、黏膜下层和肌层的现象。

2.信号

（1）上腹部疼痛和不适为主要症状，常伴有反酸、烧心、反流、恶心、呕吐、腹胀、嗳气等症状。

（2）呕血、黑便、失眠、多汗、脉缓等自主神经功能失调症状。

（3）约10％的病人无典型症状，甚至到消化道出血或急性穿孔时才发现。

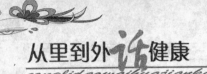

3.保健措施

(1)应规律进餐,可以少量多次,并避免粗糙、过冷、过热和刺激性大的饮食如辛辣食物、浓茶、咖啡等。

(2)戒烟限酒。

(3)缓解精神紧张。

(4)必要时使用药物促使溃疡加速愈合。有些药物能够使胃酸分泌减少,有些药物会给溃疡面覆盖一层诸如铝盐或蛋白质的保护膜;应禁用能损伤胃黏膜的药物,如阿司匹林、吲哚美辛(消炎痛)、保泰松等。

4.调养方法

(1)赤小豆薏仁饮:赤小豆 30 克,薏苡仁 30 克,加清水文火炖煮 30 分钟后,取 100 毫升汁液,再加水炖 30 分钟后倒出剩下的 100 毫升汁液,将两次的汁液搅匀,温饮或凉饮。

(2)卷心菜捣烂汁:取 250 毫升菜汁,略加温,饭前服用,每日 2 次,连服半个月,有助于促进胃及十二指肠溃疡愈合。

(3)金针冬瓜汤:干金针菜 20 克,切段,开水浸泡 20 分钟后与 50 克冬瓜丝入沸汤,片刻即好,加食盐、味精,点几滴香油。

(4)鸡蛋壳汁:将鸡蛋壳 10 个捣碎,放入铁锅内用文火烧黄,研成粉末,每天服用 1 只鸡蛋壳的量,分 2～3 次,在饭前或饭后均可用温水送服。连续服上数日,可对十二指肠溃疡有益。

(5)素烧苦瓜:新鲜苦瓜 200 克,切丝,先用开水浸泡片刻以去苦味,再入油锅烧炒至九成熟,出锅,勾芡(含有食盐、味精)浇汁。

(6)土豆汤:将土豆 3 个洗净去皮,然后用纱布挤出汁,放入铁锅内煮沸,每日 3 次,每次 1 小勺,连续饮用 2～3 周,可以缓解十二指肠溃疡。

健康小常识——发现胖了要记住的十条建议

(1)养成每日定时排便的习惯,顺利排出体内的毒素。

(2)不要吃油炸食物,尽量吃蒸或是水煮的食品。

(3)不要一边看电视(看书)一边吃零食。

(4)吃不下的美食,别勉强自己硬吃下去。

(5)每天晚上9点后绝不进食。

(6)不要以吃东西来抗压,对于瘦身也是一大阻碍。

(7)谢绝饮料,以白开水代替。

(8)养成定时做运动的习惯,做一些轻松的伸展操。

(9)喜爱甜品的人,减少次数和分量,不要暴饮暴食。

(10)瘦身也是一种习惯,只要你坚持,你的身体就会不断的完美。

(三)胃下垂

1.定义 人在站立时,胃的下缘达盆腔,胃小弯弧线最低点降到髂嵴连线以下,称为胃下垂。胃下垂是内脏下垂的一部分。胃下垂多见于无张力型胃(鱼钩型),以瘦长体型女性多见,其主要原因由于膈肌悬吊力不足,膈胃、肝胃韧带松弛,腹内压下降及腹肌松弛等。一些经产妇,多次腹部手术有切口疝者,以及消耗性疾病,进行性消瘦者,经常卧床少活动者,也容易发生胃下垂。

2.信号

(1)胃下垂明显者有上腹不适、易饱胀、厌食、恶心、嗳气及便秘等。

(2)就餐后,多站立及劳累后,可出现站立性头晕、低血压、心悸等"循环无力症"。

3.预防 切勿暴饮暴食,宜少吃多餐。戒烟酒,禁肥甘、辛辣刺激之品,宜易消化、营养丰富的食品。不要参加重体力劳动和剧烈活动,特别是进食后。饭后散步,有助本病的康复。保持乐观情绪,勿暴怒,勿郁

85

闷。要耐心坚持治疗、食物调理和康复锻炼,要有战胜疾病的信心。

应养成良好的饮食习惯,饮食定时定量,对体瘦者应增加营养。应积极参加体育锻炼,如散步、练养生功、打太极拳等。预防本病,还必须保持乐观情绪。也可采用简便易学的健身法,若已患慢性消化性疾病,应积极彻底治疗,以减少本病的发生。

4.调养方法

(1)人参、砂仁、九香虫各 30 克,苍术 60 克,陈皮 20 克。共研极细末,装入胶囊,每次 2 克,每日 3 次,温开水送服。鲜仙人球(去皮、刺,切丝)60 克,猪瘦肉(洗净,剁烂)30 克。加水共煎,每晚 1 次,连汤同食,连服 10 天。无效再服。

(2)黄芪、炒白术、陈皮、升麻、柴胡、炙甘草、当归、山药、山楂、郁金、枳壳、鸡内金(升阳益胃汤)。用水煎,每日 1 剂,分 2 次服。适用于胃下垂之脾虚气陷型。

(3)取苍术 10 克,加水煎服,每日 1 次,连服数日。

(4)荔枝(去皮)5 克,酒 50 毫升,加水至 1 碗,煮开 10 分钟后食。

(5)韭菜子 60 克,洗净捣烂,加蜂蜜 120 克,调匀,温开水送服,每日 1 次。

(6)取鸡内金 150 克,米糠 1 500 克。将米糠倒入锅内炒至黄褐色,再放入鸡内金,将鸡内金炒至膨胀时冷却。然后筛去米糠,将鸡内金捣研成末。成人每次 3~5 克,黄酒送服,每日 2~3 次,半月后即可见效。

(7)党参 12 克,白术 10 克,云苓 10 克,砂仁 6 克,豆蔻仁 6 克,谷芽 6 克,神曲 6 克,山楂 6 克,木香 3 克,山药 15 克,鸡内金 12 克,甘草 6 克,大枣 6 枚(补元复胃汤)。用水煎,每日 1 剂,日服 2 次。

(8)红参 12 克,黄芪 30 克,母鸡肉 500 克。加水适量,食盐少许,共放入瓷碗内隔水炖 2 个小时,分早晚 2 次喝汤吃鸡肉,每周服用 1 剂,连续服用 5~6 剂有显著疗效。我居住的社区万和森老人患胃下垂近 10 年,采用上述药方连续服用 5 剂后,胃下垂明显好转,身体慢慢恢复健康。

(9)半夏 10 克,升麻 10 克,干姜 2 克,党参 30 克,炙甘草 3 克,川三七 3 克,黄连 6 克(加味半夏泻心汤)。每日 1 剂,水煎,分 3 次饭前服,4 周为 1 个疗程。

 健康小常识——有益健康的十种美味食品

(1)果仁巧克力豆有益大脑:巧克力里面的杏仁中含有的维生素 E,可有效地延缓大脑因年龄导致的衰老问题。

(2)鱼治疗哮喘:最新的研究发现,多吃鱼类可以润肺、补肺,从而缓解哮喘的症状。在绿色蔬菜中,菠菜也有同样的功效。

(3)口气秽浊多喝水:科学研究发现,口气不清新的原因是嘴里有一种叫硫黄的物质,要消除它,除了每天早晨刷牙外,多喝水就可解决。

(4)四肢乏力与香蕉:运动可消耗人体内的钾和钠,身体内钠的"库存"较大,而且也比较容易从食物中得到补充;但钾元素在体内的含量比较少,因此运动后更要注意选择含有丰富钾元素的香蕉来及时补充。

(5)醉酒与番茄:醒酒最简单易行的办法就是喝些番茄汁,因为番茄汁中丰富的钾、钙、钠成分刚好补充了体内流失上述元素的不足。

(6)打嗝和糖:对于治疗打嗝,目前最有效的方法就是出其不意时吓唬他一下。另外,还可以试试在舌头下面放一勺糖。因糖可以刺激喉咙后侧的神经,其中也包括引起打嗝的那根神经。

(7)腹泻和红酒:研究表明,在刚刚开始有腹泻症状的时候,喝 1~2 杯红酒就可以治愈。特别是在杀死 PB 大肠杆菌方面,红葡萄酒的威力更加明显。

(8)牙痛与茶:最近,科学家发现茶叶有保护牙齿的作用。茶水中含有丰富的氟和茶多酚等成分,可以达到防龋固齿的功效。因此,饭后用茶水漱口可以保持口腔卫生。另外,茶叶中的糖、果胶等成分与唾液发生化学反应滋润了口腔的同时,还增强了口腔的自洁能力。

(9)男性不育与五谷杂粮:最新调查结果显示,男性精子数量少与体内叶酸缺乏有关,因为叶酸可以帮助DNA的合成。因此,补充叶酸最简单直接的途径就是多吃粗粮,因为五谷杂粮中叶酸含量是很高的。

(10)记忆力和咖啡:荷兰的科学家曾做过一个试验。试验前,被测试者喝下含32毫克咖啡因的咖啡后,不但记忆力加强,阅读速度提高,而且头脑也变得更加清醒。所以,想要刺激大脑内存速度,提高工作效率的话,最好提前半小时喝上一杯咖啡。

(四)胃炎

1. 定义 胃炎是由各种有害因素引起的胃黏膜或胃壁的炎症。

2. 信号

(1)伴有上腹不适并有饱胀感。

(2)常有反酸、嗳气、呕吐现象。

(3)经常腹痛或心窝痛。

(4)大便呈黑色(柏油样便)。

(5)虽无便秘感,但拉出的大便细软,或扁平便。

(6)反复出现腹泻或便秘。

(7)便中带血。

(8)常感到食物堵塞胸口迟迟不下。

3. 说明

(1)如果有其中一项者应引起注意。

(2)有第2~7项者应接受胃部的X线的检查。

(3)有第5~7项者,应接受肠道的检查。

4. 护理

(1)病人要禁食、禁酒和禁烟。

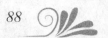

（2）禁食期间病人要按时漱口、刷牙。同时室内也要干净卫生。

（3）患病期间可以吃流食，病轻时可吃普通食物，但要注意不要吃冷、硬、生、辣的食物及饮酒。

（4）按时服药。

5. 调养方法

（1）茶蒜冲剂：茶叶 10 克，大蒜泥 6 克，食盐 3 克，捣烂拌匀，放入铁锅内用文火炒 5～7 分钟，再用 200 毫升沸水冲泡，加盖，待温后饮用，可治慢性胃炎。

（2）山楂糖：山楂 500 克，白糖 500 克，熟植物油少许。

①将山楂洗净，拍破，放入锅内，加清水适量，用武火烧沸后，转用文火煎熬 20 分钟，取汁，再加清水继续煎熬，这样 3 次取出山楂汁。

②将 3 次取得的山楂汁一起放入锅内，用小火熬至山楂液稠厚时，加白糖搅匀，继续熬至山楂糖液呈透明状时，停火，即成山楂糖。

③将山楂糖倒入涂过植物油的搪瓷盘内，推平，用刀划成小块，装盆备用。每日 3 次，每次 3 块。

（3）胡椒猪肚：白胡椒 15 克，猪肚 1 个。将胡椒略打碎，放入洗净的猪肚内，并在猪肚内装入少量水，然后用线扎紧，放沙锅内小火炖至熟烂，调味后食用。每 2 天 1 次，连服 5 次。

（4）鲫鱼糯米粥：鲫鱼 2 条，糯米 50 克。将鲫鱼去肠杂后与糯米同煮成粥，早晚餐食用，可常服用。

（5）木瓜米醋汤：木瓜 500 克，生姜 30 克，米醋 50 毫升。上述食物共同放入沙锅内，加适量水煮成汤。每 2 天 1 剂，每剂分 3 次服完，可常服食。

（6）芡实莲肉冲剂：等量芡实、莲肉、大枣、淮山药、薏苡仁、党参、焦白术、茯苓、甘草研成细粉，每次取 30 克，开水冲食，或加米熬粥吃。

（7）姜汁大米粥：姜汁适量，大米 100 克。将大米用水浸泡后，用麻纸 5～6 层包好，烧成灰，研细末，分早晚 2 次，饭前用姜水冲服。轻者 1 剂，重者连服 3 剂，服药后 1 周以内以流食为主，勿食生冷油腻等物。本方用

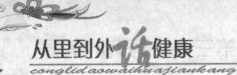

来治疗慢性胃炎有较好效果，尤其对病情轻、病程短者疗效更佳。

(8)生姜橘皮汤：生姜、橘皮各 20 克。水煎，每日分 2~3 次服。本方用于治疗慢性胃炎、胃痛、呕吐黏液或清水，具有健胃、解毒之功效。

健康小常识——十条健康饮食方法

(1)尽可能不饥饿时进食：因饥饿时食欲特强，容易一下子吃得多，从而导致肥胖。

(2)间隔时间要适宜：一般两次进餐间隔以 4~6 小时为宜。

(3)多些创新口味：这样能增进食欲，有利于补充人体所需要的多种营养。

(4)不要怕吃菜渣：纤维素能促进大肠蠕动，排除有害物质，预防肠癌。蔬菜有渣，只要不太韧，就应咽下去。

(5)就餐时可听听优雅的音乐：优雅的音乐能提高副交感神经作用，促进消化和吸收，但不宜听跳跃、动荡、拍子太快的音乐。

(6)经常改变饮食方式：每天吃同样的东西，按同样方式饮食，久而久之营养就会失衡，因此要注意多样化。

(7)共食比独食好：一人一份菜易引起营养失衡。多人共食品种多，每种吃一点易达到营养平衡。

(8)喝酒前吃点东西：空腹喝酒，肝脏负担很大。B 族维生素及氨基酸不足，则肝脏容易聚集脂肪。可在喝酒前吃点东西喝些水。

(9)不要站立进食：站立进食，交感神经作用活跃，可抑制胃肠正常功能发挥，这也常常是胃下垂、胃扩张及慢性胃炎的诱因。

(10)按自己的速度进餐：与人一起吃饭不要随着人家速度的快慢，只有我行我素，消化功能才能充分发挥作用。

（五）胃癌

1. 定义　胃癌是指发生在胃上皮组织的恶性肿瘤。临床早期 70％以上毫无症状,中晚期出现上腹部疼痛,消化道出血、穿孔、幽门梗阻,消瘦、乏力,代谢障碍,以及癌扩散转移而引起的相应症状,任何年龄均可发生,以 50～60 岁居多,男女患病率之比为 3.2～3.6∶1。胃癌具有起病隐匿,早期常因无明显症状而漏诊,易转移与复发,预后差等特点。

我国胃癌患病率高,其病死率又占各种恶性肿瘤之首位,因此胃癌是一个严重危害我国人民健康的常见病,应引起重视。

2. 信号

（1）上腹部疼痛不适:50％～85％的病例有此症状。

（2）体重下降:为胃癌第二位的多见症状,多出现乏力,进行性消瘦,原有胃溃疡的患者,疼痛失去规律性或变为持续性,且按溃疡病治疗无效。

（3）食欲缺乏:发生率为 20％～60％。

（4）恶心、呕吐:大约有 1/3 的人有此表现,幽门梗阻时呕吐剧烈,吐出物为隔夜或餐后食物。

（5）呕血及黑便:发生率为 10％～30％。

（6）下腹部:腹部可触及包块,出现进行性贫血、低热;晚期左锁骨上淋巴结肿大、腹水及恶病质。

3. 说明

（1）有上述其中 1～2 项症状者,应引起注意。

（2）有其中 3～4 项症状者,应到医院去检查。

（3）有其中 5～6 项症状者,应立即到医院去检查,80％以上可出现严重情况。

4. 护理

（1）安慰护理:儿女要安慰患病老人。

（2）心理疗法:要在心里默念,我一定能战胜疾病。

（3）饮食方面:要注意多食易于消化的流食,戒烟酒。

（4）环境方面：要保持室内卫生，地面要干净，空气要清新，环境要安静。

（5）情绪控制：避免患者激动和发脾气。

（6）夫妻回忆法：回忆过去的美好时光，心情好，有助于康复。

5.调养方法

（1）山慈姑延胡蜜饮：山慈姑 30 克，延胡索 30 克，蜂蜜 60 克。先将山慈姑、延胡索分别拣杂，洗净，晒干或烘干，共研为细末，瓶装，备用。每日 3 次，每次取山慈姑延胡索细末 20 克，用蜂蜜 20 克调拌均匀，以温开水送服。具有清胃活血，抗癌止痛的功效。对胃脘灼热疼痛属于胃热者尤为适宜。

（2）四香苦瓜止痛粉：木香 10 克，沉香 2 克，丁香 6 克，香附 10 克，苦瓜 100 克。先将苦瓜洗净外表皮，连皮、瓤及子，切碎后晒干或烘干，研成极细末，备用。将木香、香附、沉香、丁香分别拣杂，木香、香附洗净后，晒干或烘干，与晒干的沉香、丁香共研成细末，再与苦瓜细末充分混合均匀，将所得的止痛粉分装成 3 包，即成。每日 3 次，每次 1 包，温开水送服。具有行气清胃，抗癌止痛的功效。本方对胃癌患者胃脘胀痛属气滞者尤为适宜。

（3）蒲黄五灵脂山楂蜜饮：蒲黄粉 30 克，五灵脂 40 克，生山楂 15 克，蜂蜜 60 克。先将五灵脂、生山楂（洗净后切片）同放入沙锅，加水适量，浓煎 30 分钟，用洁净纱布过滤，去渣，取汁回入沙锅，调入蒲黄粉，视滤汁量可再加清水适量，煎煮 15 分钟，离火，待煎汁温热时调入蜂蜜，拌匀即成。每次 100 毫升，每日 3 次，温服。具有活血化瘀，抗癌止痛的功效。本方对胃癌患者胃脘刺痛，舌质紫暗属血瘀者尤为适宜。

（4）蟹壳乌梢蛇散：生螃蟹壳 50 克，乌梢蛇（干品）30 克。将生螃蟹壳、乌梢蛇拣杂，洗净后晒干，并用微火焙干，研成极细末，瓶装，防潮，备用。每次 15 克，每日 3 次，温开水送服。具有行气活血，化瘀止痛的功效。本方适用于胃癌患者胃脘刺痛，舌质紫暗属血瘀者。

（5）仙人掌炒牛肉：鲜仙人掌 100 克，牛肉 100 克。先将鲜仙人掌择洗干净,除去仙人掌刺,剖片后,切成丝,备用。将牛肉洗净,切成片或丝,放入碗中,加料酒、食盐、湿淀粉拌和均匀,抓匀上浆,待用。炒锅置火,加植物油烧至六成热,加葱花、姜末煸炒炝锅,出香后即另入上浆的牛肉丝(或牛肉片)熘炒,待牛肉炒至九成熟时,加入仙人掌丝,急火翻炒,加酱油、红糖、味精拌和均匀,用湿淀粉勾对薄芡,即成。佐餐当菜,随意服食,吃牛肉,嚼食仙人掌。具有抗癌止痛,补虚活血的功效。本方适用于各种类型胃癌,对胃癌血瘀性刺痛者有较好的辅助治疗功效。

健康小常识——十种避免食源性疾病的措施

(1)避免在无卫生保障的公共场所进餐。

(2)在有卫生保障的超市或菜市场购买有安全系数的食品。不买散装食品。

(3)新鲜食物经充分加热后再食用。且勿饮生水。

(4)避免生熟食混放、混用菜板菜刀等,避免生熟食交叉污染。

(5)不生食、半生食海鲜及肉类。生食瓜果必须洗净。

(6)重视加工凉拌和生冷类食品的清洁。

(7)尽量每餐不剩饭菜。

(8)吃剩的饭菜尽量在10℃以下贮藏,食用前必须充分加热。

(9)夏季避免食用家庭自制的腌渍食品。

(10)养成饭前便后洗手的良好卫生习惯。

(六)儿童肝炎

1.定义 儿童肝炎通常是病毒从口腔侵入,再由血液将病毒输送到肝脏造成的。最容易影响儿童的肝炎是急性甲型肝炎。

2.信号

(1)精神:注意看小孩的精神状态是否良好。如果原来一直天真活泼,顽皮好动,突然变的懒得动、疲倦、嗜睡,这就要引起注意。

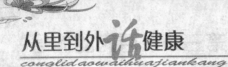

（2）食欲：观察小孩食欲是否正常。

（3）面色：主要观察面部，特别是巩膜和结膜（白眼球）是否发黄，继而是否有周围皮肤发黄。如有黄疸，应提高警惕。

（4）大小便：如果大小便不成形或时而腹泻，颜色变浅，如陶土状；或小便呈深黄色，外观同茶水一样，有时尿液浸在尿布或衣服上，留有黄色痕迹，这些都是黄疸型肝炎的早期症状。

（5）上腹部是否疼痛：如果小儿肝大，可表现出右上腹有阵痛或连续性胀痛感，尤其以夜间为甚。个别患儿还可表现为脾大，并伴有脾区疼痛，常用手自觉不自觉地按抚上腹部。

（6）发热状况：如体温在 38℃ 以下，下午较上午低热明显，发热时口鼻、皮肤有灼热感，类似感冒，这是急性黄疸型肝炎的前期症状表现。如果又发现皮下出血或没有明确原因的皮疹，则更要马上带小孩去医院进一步检查治疗，一旦出现了除第一条的任何一条症状，也需要去查肝功能。

3. 说明

（1）如果有前 2 项者，应引起注意。

（2）如果有中间 2 项者，应提高警惕，可去医院检查。

（3）如果有以上症状应尤其注意，最好到医院接受治疗。

4. 饮食原则

（1）高蛋白饮食：补充足量的蛋白质来加强肝细胞的再生与修复，故应给予高蛋白质饮食，而且要多选用优质蛋白质。但过多蛋白质会加重肝脏负担，反而对肝脏的恢复不利。因此，每日每千克体重的蛋白质供给量以 2～3 克为宜。

（2）适量脂肪：肝病儿童急性期胆汁分泌减少，有明显食欲缺乏、恶心、呕吐、厌油等消化道症状，脂肪不易被消化，故饮食要求清淡少油腻，适当限制脂肪的供给量是必要的。不过脂肪可促进食欲，有利于脂溶性维生素吸收，因此也不宜过分限制。其全日脂肪供给量以 50 克左右为宜，其中用于烹调油不应超过 10～15 克，并尽可能用植物油。

（3）适量糖类（碳水化合物）：一般以占全日总热能的 61％（约 70 克）即可。糖类合成肝糖原，对已受损的肝脏有保护作用，故在急性期应采用较上述用量为高的高糖类饮食，过了急性期阶段即可恢复上述正常量。

（4）维生素：应补充丰富维生素和无机盐。

（5）饮食：少量多餐，每日应吃 4～5 餐。

5. 调养方法

（1）薏苡仁 50 克，绿豆 15 克，加米煮粥吃。

（2）黑矾、茶叶各 120 克，共研细末，枣肉和成小丸。每次服 5～10克，每日 1 次。

（3）熊胆粉 30 克，每次冲服 0.3 克，每日 2～3 次。

（4）鲜毛茛根 5 克，苦丁香 6 克。取鲜毛茛根捣烂，团成丸如黄豆大，缚臂上，1 夜即起疱，用消毒针刺破放出黄水。再用苦丁香研细末如豆大，纳鼻中，令病人深吸，鼻中会流出黄水。

（5）赤小豆 50 克，生薏苡仁 30 克，茯苓 20 克，加米煮成粥吃。

（6）泥鳅若干条，放烘箱内烘干（温度在 100℃ 为宜），达到可捏碎为度，取出研粉。每次 15 克，每日 3 次，饭后服，小儿酌减。

（7）茭白 500 克，香菇 50 克，豌豆苗 10 克，姜 5 克，鸡汤 100 毫升，料酒 20 毫升，淀粉 5 克，白糖 5 克，味精 1 克，花生油 500 克（实耗 30 克）。茭白剥去老皮，再削去鲜皮，切成滚刀块；香菇洗净切片；豌豆苗摘去老根、老叶。炒锅上火入油烧至五六成热，下茭白滑透，盛入漏勺内沥去油，锅内留少许油，下姜末炝锅，再将香菇、茭白放入，下调料，稍煨片刻，用水淀粉勾芡，下豌豆苗，出锅盛盘。

（8）净母鸡 1 500 克，山药 40 克，枸杞子 30 克，水发香菇 25 克，火腿片 25 克，料酒 50 克，味精 3 克，食盐 4 克，清汤 1 000 毫升。山药除去粗皮，切成纵片，长度 7～10 厘米，厚度 0.2 厘米；枸杞子洗净备用。净鸡去脚爪，剖开背脊，抽去头颈骨留皮，下开水锅余一余取出洗净血污。将鸡腹向上放在汤碗内，加入调料、味精、清汤、山药、枸杞子，将香菇、笋片、火腿片铺在鸡面上，随即上笼蒸 2 小时左右，待鸡肉熟烂后取出即成。食肉喝汤。

健康小常识——如何知道孩子缺锌

（1）一般学龄前儿童易缺锌。

（2）如果婴儿不用人乳喂养，而采用牛奶喂大，饮食再单调一些，加上现代生活的精致食品摄量多，而真正所需的蛋白质摄入量少，就会导致小孩缺锌。

（3）小孩在饮食上挑食，这也不吃，那也不吃，甚至厌食或拒食，也易造成缺锌。

（4）小孩在正常发育期生长缓慢，但遗传因素除外，也为缺锌表现。

（5）有复发性口腔溃疡。

（6）味觉有明显减退或消失的症状。

（7）有异食癖，如吃纸张、鼻屎、煤渣、土块、石头等现象。

（8）肢端皮炎，伤口不容易愈合。

（9）常有反复感染现象发生于消化道或呼吸道。

三、神经系统

（一）神经衰弱

1.定义　神经衰弱是指精神容易兴奋和脑力容易疲乏，并常伴有情绪烦恼和一些心理生理症状的精神障碍。

2.信号

（1）头部有紧张不适症状，如头晕、头胀及头痛等。

（2）睡眠有障碍，大多数是失眠，少数是多梦，睡后仍困乏。

（3）脑力劳动效率下降，主要是脑力劳动不能持久，注意力不能集中，记忆力障碍；常常是对一般的事健忘，而对烦恼的事不易忘却。

(4)体力衰弱疲劳感,表现为全身无力、疲劳感与劳动强度不成比例。

(5)心情烦恼,容易为小事而情绪激动,并伴有心情烦恼引起的其他躯体反应,如心慌、食欲缺乏等。

3. 预防 防治神经衰弱,最主要的一点是要对该病有正确的认识,坚定战胜疾病的信心。

(1)首先要建立有规律的生活方式,安排好自己的工作、学习和休息。学会科学用脑,防止大脑过度疲劳。

(2)根据每个人的体力、爱好,每天坚持适当的体育锻炼如打球、游戏、体操等。

(3)进行必要的治疗,如食疗、针灸、理疗和养生功等。

4. 调养方法

(1)天麻汤:母鸡1只(重约1500克),天麻15克,水发冬菇50克,鸡汤500毫升,调料适量。将天麻洗净切片,放入碗中,上笼蒸10分钟取出。鸡去骨切成小块,用油氽一下,捞出。冬菇、葱、姜用油煸出味,加入鸡汤和调料,倒入鸡块,用文火焖40分钟,加入天麻片再焖5分钟,勾芡,淋上鸡油。佐餐或单食均可,具有平肝熄风,养血安神的功能。

(2)花生叶汤:取鲜花生叶适量,煎水取汤睡前服。7日为1个疗程,多见效于第2~3个疗程中。适用于肝火上炎型及心肾不交型患者。

(3)莲心汤:取莲子心30枚,放食盐少许,水煎,每晚睡前服,连服10天。适用于肝火上炎型、心肾不交型患者。

(4)酸枣仁汤:取酸枣仁50克,水煎。睡前服,7~10日为1个疗程。适用于心肾不交型患者。

(5)薏仁红枣粥:取糯米、薏苡仁各50克,大枣10枚,加水共煨粥。日服2次,连服10日。适用于心肾不交型患者。

(6)合欢叶汤:取合欢叶100克,每晚水煎。睡前服,7~10日为1个疗程。适用于心肾不交型患者。

(7)杞叶炒猪心:取猪心1个,洗净切丁,枸杞叶150~200克,用花生油按常法炒熟佐餐。适用于气血两虚型神经衰弱,以及癫狂、精神分裂症等。

(8)五味子汤：取五味子 15～20 克，水煎服。适用于神经衰弱。

(9)二味猪脑汤：取猪脑 1 个，怀山药 50 克，枸杞子 15 克，洗净后同时放入锅中，加适量清水及食盐、葱、姜，煨熟即成。适用于神经衰弱。

(10)拌猪脑：将猪脑 100 克泡入清水中，剔除血筋洗净，沥水后加适量黄酒、葱、姜，入笼屉用旺火蒸 20 分钟左右取出，凉后加入香油 10 克，酱油、蒜泥各适量，拌匀即成。适用于神经衰弱。症见失眠、多梦、记忆力减退、头昏、乏力。

(11)莲子百合猪肉汤：取莲子、百合各 30 克，与猪瘦肉丝 250 克加水共煨汤，肉熟后调味即成。适用于神经衰弱。症见心悸、失眠、头昏、遗精等。

5.民间偏方

(1)睡前喝 1 杯热糖水，使大脑皮质受到抑制，会很快入睡。

(2)睡前喝 1 杯热牛奶，牛奶中的色氨酸有催人入睡作用。

(3)睡前，将 1 匙食醋对入凉白开水中饮用能助眠。

(4)百合、糯米各 50 克，共煮成粥，加适量冰糖食用。

(5)鲜百合 50 克，用清水浸一昼夜，与冰糖合炖食用。

(6)取生、熟枣各 15 克，水煎去渣，用其汁将百合煮熟，连汤喝下。

(7)可用鲜百合 60～90 克与蜂蜜适量拌和，蒸熟，睡前服，有清心安神的作用。

(8)取洋葱 100 克切片，浸泡在 600 毫升烧酒中，1 星期后取出。以洋葱酒 10 毫升，牛奶 90 毫升，鸡蛋 1 个，苹果半个榨汁。调和后，于睡前半小时饮用。

(9)莴笋中有一种乳白色浆液，具有安神作用。使用时，把莴笋带皮切片煮熟，睡前喝汤，有助眠功效。

(10)用三七花泡水喝，安神，有助于睡眠。

6.药膳疗法

(1)桂圆红枣粥：桂圆 15 克，大枣 5～10 枚和粳米 100 克煮粥服食。

有养心、安神、健脾、补血之功效。适用于心血不足,心悸失眠、健忘乏力和自汗盗汗的患者。

(2)海参粥:海参适量,粳米或糯米100克。先将海参浸透,洗干净,切片煮烂后,同米煮成稀粥服用。有补肾益精养血之功效。适用于精血亏损、体质虚弱、肾虚尿频的患者。

(3)柏子仁粥:柏子仁10～15克,蜂蜜适量,和粳米50～100克煮成稀粥服用。有润肠通便、养心安神之功效。适用于心悸失眠、健忘和慢性便秘者。此外,单味酸枣仁(捣碎先煮)、莲子等均可与粳米同煮成粥服用,有同样疗效。

(4)枸杞粥:枸杞子60克,大米120克。将枸杞子洗净,择去杂质备用。将大米淘洗干净,下锅煮至半熟,倒入枸杞子一同煮熟即可。其特点是红白相映,稠糯微甜。有补肾明目聪耳之功效,对头昏眼花耳鸣有效。

(5)小麦粥:由小麦、大枣、粳米组成,是一剂治疗心气不足所致失眠、心悸、精神恍惚的良方,具有安心神、补脾胃之功效。小麦粥的煮制方法是:取小麦100克,洗净,放入适量水中,煮沸20～30分钟后将小麦捞出,加入淘净粳米100克,去核大枣6枚,煮熟后食用。每日1～2次。连服5～6天。若于本粥中加入炒酸枣仁10克,则安神效果更佳。

(6)百合粥:老年人体弱多病,心血不足,往往导致心肾不交,失眠,多梦,健忘,心烦意乱,多愁善感,甚至整夜不能入睡。方用百合30克,先用清水浸泡半日,去其苦味,再加大米50克,共煮至米熟有清香气味,加冰糖适量,早晚各服1次。失眠严重者,可冲服朱砂1克,每日2次。百合内含有少量淀粉、脂肪、蛋白质、微量生物碱(秋水仙碱),具有清热养阴、润肺安神的功效,是治疗神经衰弱的有效药物。

(7)糯米山药莲子粥:鲜怀山药(切片)90克,莲子30克,粳米250克,共煮粥,加少许糖渍桂花,即可服食。有补中益气,健脾养胃,宁心安神之效。

健康小常识——九种食用蔬菜的方法

(1)不久存蔬菜:新鲜的青菜要马上食用,久放会慢慢损失一些维生素,如菠菜在20℃时放置一天,维生素C损失达84%。若要保存蔬菜,应在避光,通风,干燥的地方贮存。

(2)不要丢弃含维生素最丰富的部分:吃豆芽时要将豆瓣也吃掉。做蔬菜饺子馅时不要把菜汁挤掉,维生素会损失70%以上。正确的方法是切好菜后用油拌好,再加食盐和调料,这样油包菜,馅就不会出汤。

(3)用旺火炒菜:据有关测定,大火快炒的菜,维生素C损失17%,若炒后再焖,菜里的维生素C损失59%。最好用旺火,这样炒出来的菜,不仅色佳味好,而且菜里的营养损失也少。烧菜时加少许醋,也有利于维生素的保存。还有些蔬菜如黄瓜、番茄等,最好凉拌吃。

(4)烧好的菜要马上吃:不要提前把菜烧好,然后在锅里温着等人来齐再吃或下顿热着吃。其实蔬菜中的维生素B_1在烧好后温热的过程中,可损失25%。烧好的白菜若温热15分钟可损失维生素C 20%,保温30分钟会再损失10%,若长到1小时,就会再损失20%,假若青菜中的维生素C在烹调过程中损失20%,溶解在菜汤中损失25%,如果再在火上温热15分钟会再损失20%,共计损失65%。

(5)吃菜喝菜汤:烧菜时大部分维生素溶解在菜汤里。以维生素C为例,小白菜炒好后,维生素C会有70%溶解在菜汤里,新鲜豌豆放在水里煮沸3分钟,维生素C有50%溶在汤里。

(6)先冲洗再切菜:在洗切青菜时,先冲洗再切菜,大量维生素就能保住。

(7)少吃炒菜:据研究发现,蔬菜和肉类的细胞之间充满的物质不同,前者是空气,后者是水,所以蔬菜更容易吸收油脂,一碟炒菜所含的油脂往往比一碟炸鱼或炸排骨所含的油脂还多。

(8)吃素也要适当地吃荤:荤素搭配是饮食最佳原则。现代科学发现吃素有四大害处:一是缺少必要的胆固醇,而适量的胆固醇具有抗癌作用;二是蛋白质摄入不足,这是引起消化道肿瘤的危险因素;三是核黄素摄入量不足,会导致维生素缺乏;四是严重缺锌,而锌是保证机体免疫功能健全的一种十分重要的微量元素。

(9)要生吃先要洗净:蔬菜的污染多为农药或真菌。因此,食蔬菜必须用清水多洗多泡,去皮,多丢掉一些老黄腐叶,切勿吝惜,特别是生吃更应该如此。不然,会给你的身体健康带来危害。

(二)头痛

1.定义　头痛是临床最常见的感觉症状,主要是指从前额向上、向后至枕部的疼痛,致痛因素可以是物理的、化学的、生物化学的或机械性的等等,这些因素刺激了位于颅内组织结构中的感觉神经末梢,通过相应的传导通路传到大脑而感知,但临床常常把五官疾病或其他病因引起的颅面部疼痛也包括在内。

可能引起头痛的疾病:颅内感染、脑血管病、颅内肿物、颅脑外伤、高血压、副鼻窦炎、神经血管性头痛、青光眼、中耳炎、神经衰弱等。

2.信号

(1)有时后脑勺莫名其妙地痛。

(2)早晨起来头脑有昏迷感觉且伴有疼痛感。

(3)前额处时常出现的剧烈疼痛。

(4)严重的头痛导致人神志不清,面部出现口眼歪斜。

3.护理

(1)轻度头痛一般不用休息,可服用止痛药,如去痛片。如有剧烈头痛,必须卧床休息。

(2)环境要安静,室内光线要柔和。

（3）注意了解病人头痛的原因，这样可以有针对性地给予相应护理。另外，还要注意观察病人的神志是否清楚，有无面部及口眼歪斜等症状。

（4）可按头痛的部位给予针灸、按摩治疗，前额痛可取印堂、合谷、阳白穴，两侧痛可取百会，后顶痛可取风池、外关等穴位。

（5）有头痛、眩晕、心烦易怒、夜眠不佳、面红、口苦症状的病人，应加强其精神护理，消除病人易怒、紧张等不良情绪，以避免诱发其他疾病。高血压病人应注意休息，保持安静，按时服降血压药。

（6）对一些有明确病因引起的头痛，应先控制病情，以缓解疼痛。

4.调养方法

（1）偏头痛

①菊花白芷茶。取菊花、白芷各9克，研成细末，开水冲泡，代茶饮。此茶具有祛风平肝、解痉止痛之功效，适用于偏头痛。

②葱白川芎茶。取葱白2段，川芎10克，茶叶10克，放入杯中，开水冲泡，去渣温饮。每日1剂，多次冲饮。此茶具有祛风止痛之功效，适用于风寒之邪引起的偏头痛。

③止痛饮。取白芷6克，细辛3克，蔓荆子9克，防风9克，蜂蜜适量。将白芷、细辛、蔓荆子、防风浸泡半小时，然后用武火煎煮，水沸后用文火再煎10分钟即可，服时加蜂蜜。此饮具有祛风解痉止痛的功效，适用于偏头痛属于风寒外袭、循经上犯者。

④葛根片（每片含葛根素100毫克）。每次5片，每日3次，温开水吞服，应服2个月以上。

⑤柴胡白芍汤。柴胡12克，白芍30克，川芎30克，白芷12克，附子10克，杏仁10克，细辛6克。水煎服，每日1剂。

⑥山羊角川芎汤。山羊角（刮屑）20克，川芎6克，制川乌3克，白芷6克。水煎服，每日1剂。

（2）高血压头痛

①萝卜汁（加少量冰片）滴鼻。

六味黄酮茶（成品食用茶，每袋4克）。此药应视血压情况每日1～3

袋,95℃开水冲饮。六味黄酮茶是降血压、降血脂、降血液黏稠度的中草药茶。对高血压引起的头痛、头晕、头胀效果明显。

②天麻钩藤饮。天麻10克,钩藤20克,夜交藤30克,石决明30克,炒栀子10克,黄芩10克,牛膝10克,杜仲12克,益母草30克,桑寄生30克,茯神10克。水煎服,每日1剂。

(3)眼源性头痛

①羌活12克,防风12克,黄芩10克,甘草10克,白芷10克,藁本10克。水煎服,每日1剂。

②龙胆草10克,蔓荆子10克,牛膝10克,香附12克,茺蔚子10克,赤芍10克。水煎服,每日1剂。

③石决明30克,白术20克,泽泻20克,苍术10克,楮实子10克,桂枝10克,菊花15克。水煎服,每日1剂。

④川芎12克,桑叶20克,菊花20克,牛蒡子20克,茺蔚子10克,蒲公英15克,金银花12克,谷精草10克,车前草30克。水煎服,每日1剂。

⑤赤芍12克,黄芩10克,青蒿10克,栀子10克,乳香10克,没药10克,败酱草30克。水煎服,每日1剂。

(4)耳源性头痛:葛根30克,石菖蒲10克,龙胆草10克,升麻6克,柴胡6克,栀子10克,黄芩10克,木通10克,野菊花20克,蚤休10克,白芍12克,细辛6克。水煎服,每日1剂。

(5)鼻或鼻窦炎症引起的头痛:辛夷12克,苍耳子10克,黄柏10克,桑叶15克,菊花15克,蔓荆子10克,露蜂房10克,石菖蒲12克,白芷10克。水煎服,每日1剂。

(6)齿源性头痛

①金银花10克,生地黄15克,玄参30克,砂仁6克,生石膏30克,细辛6克,川芎10克。水煎服,每日1剂。

②升麻20克,白芷10克,荆芥10克,防风10克,薄荷(后下)10克,苍耳子12克,乳香10克,没药10克。水煎服,每日1剂。

(7)颈椎病引起的头痛:服中药可以使疼痛缓解:鹿含草30克,淫羊藿30克,肉苁蓉12克,骨碎补10克,海桐皮20克,羌活10克,独活10克,木瓜15克,鸡血藤30克,茜草根10克,玄胡10克,郁金10克。水煎服,每日1剂。

(8)三叉神经痛

①生石膏30克,生地黄15克,玄参20克,延胡索6克,白芷10克,细辛6克,防风10克,牛膝12克,麦门冬12克,三七3克。水煎服,每日1剂。

②守宫(壁虎)适量,文火烘干,研成细末,干燥消毒,分装密封备用。每次2克,每日3次,温开水吞服,连服15日为1个疗程。

③川芎12克,防风10克,桃仁10克,红花10克,地龙10克,水蛭6克,姜黄10克。水煎服,每日1剂。

(9)头颅外伤后慢性头痛

①黄芪30克,当归10克,桑枝30克,桃仁10克,红花10克,地龙10克,全蝎6克。水煎服,每日1剂。

②当归10克,白芍30克,土鳖虫10克,蜈蚣6克,磁石30克,夜交藤30克,琥珀粉6克,石菖蒲10克,远志10克。水煎服,每日1剂。

③骨碎补10克,续断30克,菊花15克,红花10克,丹参30克,钩藤15克,血竭6克,延胡索6克。水煎服,每日1剂。

以上为几种常见头痛病症的中药治疗,至于急性感染性疾病、颅内炎症引起的头痛,应抓紧时机,积极治疗原发疾病,随着原发疾病的治愈或好转,头痛症状也会消失或减轻。

5. 民间偏方

(1)太子参30克,野菊花20克,赤芍、蔓荆子各15克,蚤休10克,川芎88克,蜈蚣3条。水煎服,每日1剂,每日2次。药渣用布包,热敷患处。服药期禁房事,避风寒,忌辛辣。用药5~10剂,有效率达93.6%。

(2)川芎30克,白芍、酸枣仁、葛根各15克,天麻、僵蚕各10克,白芥子、细辛各3克。水煎,每日1剂,分2次服。用药5~10天,有效率为95%,此方治疗偏头痛。

健康小常识——现代生活饮奶的十大误区

（1）牛奶越浓越好：婴幼儿喝的牛奶浓淡应该与孩子的年龄成正比，其浓度要按月龄逐渐递增，即便是1个月以内的新生儿，牛奶中掺水的比例也应根据消化情况逐步减少。所以，如果以牛奶喂养婴幼儿，应视牛奶的质量、孩子的年龄来决定加水多少。

（2）加糖越多越好：一般每100毫升牛奶加5～8克蔗糖。如果加糖过多，糖进入婴儿体内，会使水分潴留，使肌肉和皮下组织变得松软无力。过多的糖贮存在体内，还会成为一些疾病的危险因素，如龋齿、近视、动脉硬化等。

（3）牛奶加巧克力：液体的牛奶加上巧克力会使牛奶中的钙与巧克力中的草酸产生化学反应，生成"草酸钙"。于是，本来具有营养价值的钙，变成了对人体有害的物质，从而导致缺钙、腹泻、少年儿童发育推迟、毛发干枯、易骨折，以及增加尿路结石的发病率等。

（4）牛奶服药一举两得：牛奶能够明显地影响人体对药物的吸收速度，使血液中药物的浓度较相同的时间内非牛奶服药者明显偏低。用牛奶服药还容易使药物表面形成覆盖膜，使牛奶中的钙与镁等无机盐离子与药物发生化学反应，生成非水溶性物质，这不仅降低了药效，还可能对身体造成危害。所以，在服药前后各1～2小时内最好不要喝牛奶。

（5）用酸奶喂养婴儿：酸奶是一种有助于消化的健康饮料，然而酸奶中的乳酸菌生成的抗生素，虽然能抑制很多病原菌的生长，但同时也破坏了对人体有益的正常菌群的生长条件，还会影响正常的消化功能，尤其是患胃肠炎的婴幼儿及早产儿，如果喂食他们酸奶，可能会引起呕吐和坏疽性肠炎。

（6）在牛奶中添加橘汁或柠檬汁以增加风味：橘汁和柠檬均

属于高果酸饮品,而果酸遇到牛奶中的蛋白质,就会使蛋白质变性,从而降低蛋白质的营养价值。

(7)在牛奶中添加米汤、稀饭:牛奶中含有维生素A,而米汤和稀饭主要以淀粉为主,并含有脂肪氧化酶,会破坏维生素A。孩子特别是婴幼儿,如果摄取维生素A不足,会使婴幼儿发育迟缓,体弱多病。所以,即便是为了补充营养,也要将两者分开食用。

(8)牛奶必须煮沸:通常,牛奶消毒的温度要求并不高,70℃时用3分钟,60℃时用6分钟即可。如果煮沸,温度达到100℃,牛奶中的乳糖就会出现焦化现象,而焦糖可诱发癌症。其次,煮沸后牛奶中的钙会出现磷酸沉淀现象,从而降低牛奶的营养价值。

(9)瓶装牛奶放在阳光下晒可增加维生素D:牛奶可能会得到一些维生素D,但却失去了维生素B_1、维生素B_2和维生素C。因为这三大营养素在阳光下会分解,以致部分或全部失去;而且,在阳光下乳糖会酵化,使牛奶变质。

(10)用炼乳代替牛奶:炼乳是一种牛奶制品,是将鲜牛奶蒸发至原容量的2/5,再加入40%的蔗糖装罐制成的。有人用炼乳代替牛奶给孩子喝是不对的。原因是炼乳太甜,必须加5~8倍的水来稀释。但当甜味符合要求时,往往蛋白质和脂肪的浓度比新鲜牛奶下降了一半,如果喂食婴幼儿当然不能满足他们生长发育的需要,还会造成他们体重不增、面色苍白、容易生病等。如果在炼乳中加入水,使蛋白质和脂肪的浓度接近新鲜牛奶,那么糖的含量又会偏高,用这样的"奶"喂孩子,也容易引起小儿腹泻。此外,如果孩子习惯了过甜的口味,会给以后添加辅食带来困难。

（三）失眠

1. 定义　失眠通常指患者对睡眠时间或质量不满足且影响白天社会活动能力的一种主观体验。

失眠是睡眠障碍中较常见的一种表现。正常人的睡眠受多种因素的影响,如周围环境、工作性质、生活习惯、情绪,甚至睡觉姿势等。

2. 信号

(1)入睡困难。

(2)不能熟睡,睡眠时间减少。

(3)早醒、醒后无法再入睡。

(4)频频从噩梦中惊醒,自感整夜都在做噩梦。

(5)睡过之后精力没有恢复。

(6)失眠时间可长可短,短者数天可好转,长者持续数日难以恢复。

(7)容易被惊醒,有的对声音敏感,有的对灯光敏感。

(8)很多失眠的人喜欢胡思乱想。

(9)长时间的失眠会导致神经衰弱和抑郁症,而神经衰弱患者的病症又会加重失眠。

3. 调养方法

(1)猪心枣仁汤:猪心1个,酸枣仁、茯苓各15克,远志5克。把猪心切成两半,洗干净,放入净锅内,然后把洗干净的酸枣仁、茯苓、远志一块放入,加入适量水置火上,用大火烧开后撇去浮沫,移小火炖至猪心熟透后即成。每日1剂,吃心喝汤。此汤有补血(补血产品)养心、益肝宁神之功用。可治心肝血虚引起的心悸不宁、失眠多梦、记忆力减退等症。

(2)天麻什锦饭:取天麻5克,粳米100克,鸡肉25克,竹笋、胡萝卜各50克,香菇、芋头各1个,酱油、料酒、白糖各适量。将天麻浸泡1小时左右,使其柔软,然后把鸡肉切成碎末,竹笋及洗干净的胡萝卜切成小片;芋头去皮,同水发香菇洗净,切成细丝。粳米洗净入锅中,放入改刀的大料及白糖等调味品,用小火煮成什锦饭,每日1次,作午饭或晚饭食用。此饭有健脑强身、镇静安眠的功效。可治头晕眼花、失眠多梦、健忘等症。

4. 民间偏方

(1)面粉、鸡蛋各500克,枣泥30克,莲肉100克,白糖650克,植物油20克。将干莲肉去心,放入锅内,加清水煮熟至黏软,再以洁白布包莲肉,揉烂成泥;将鸡蛋打入盆内,用掸蛋器掸成稀糊时,加入白糖,掸约半小时,待蛋浆由淡黄转变为白色时,将面粉、莲肉泥撒入,调和均匀待用。将蒸笼垫上干净纱布,放入木制方形框,抹上菜油后,倒入蛋浆的1/2,用铁瓢舀入方形框内擀平,再倒入余下的蛋浆水,入笼蒸熟,用小刀切成长条方块即成,作为早点食之。本方健脾补心,养血安神,适用于心脾血亏所致的失眠。

(2)黄连10克,生白芍20克,鲜鸡蛋(去蛋清)2枚,阿胶50克。先将黄连、生白芍加水煮取浓汁的150毫升,然后去渣。再将阿胶加水50毫升,隔水蒸化,把药汁倒入以慢火煎膏,将成时放入蛋黄拌匀即可。每服适量,每晚睡前1次。本方交通心肾,适用于心肾不交之不寐。

(3)酸枣仁75克,乳香30克,蜂蜜60毫升,牛黄0.5克,糯米50克,朱砂15克。将药研为极细末和匀,用酒5毫升,和蜂蜜等一处,慢火煎成稀饼。不计时候,以温酒下15克许。本方实胆安神,适用于胆虚不眠。

(4)半夏15克,秫米50克。用河中长流水澄清,取清液煮秫米、半夏为粥,但吃时去渣,只吃其汁一小杯。每日3次,连服3天,以见效为止。本方祛痰降逆,和胃,调阴阳,适用于因痰浊滞胃致阴阳失调的失眠。

(5)党参12克,黄芪15克,白术、茯神各9克,炒酸枣仁10克,龙眼肉12克,木香8克,甘草6克,当归9克,远志6克,生姜3片,大枣5枚。水煎,每日1剂,早晚服。本方补益心脾,养血安神,适用于心脾血虚所致的失眠。

(6)黄连12克,朱砂15克,生地黄、当归各10克,炙甘草6克。水煎,每日1剂,早晚服。本方清心、育阴、安神,适用于心肾不交所致的失眠。

(7)茯苓15克,茯神12克,远志、人参各10克,石菖蒲12克,龙齿6克。水煎,每日1剂,早晚服。本方益气镇惊,安神定志,适用于心胆气虚所致的失眠。

(8)茯神10克,山楂9克,茯苓12克,半夏9克,陈皮10克,连翘6克,莱菔子15克。水煎,早晚饭后服。本方健脾和胃,化滞消食,适用于胃气不和所致的失眠。

(9)龙眼肉100克,60°白酒400毫升。将龙眼肉放在细口瓶内,加入白酒,密封瓶口,每日振摇1次,半月后可饮用。每日2次,每次10～20毫升。

适用于虚劳衰弱、失眠、健忘、惊悸等症,为治疗虚劳、心悸的常用方。

方中龙眼味甘性温,能补益心脾,养血定神,对神经性心悸有一定疗效。配合白酒,通经络,行药力,使之更好地发挥作用。内有痰火及湿滞停饮患者忌服本方。

(10)云南三七花5～10朵直接泡水当茶饮。本方有镇静、安神功效。用于高血压,头昏、目眩、耳鸣,急性咽喉炎,失眠的治疗。特别是对女性更年期引起的失眠奇效。

健康小常识——春节应多吃的十种食品

(1)番茄:番茄能够大幅减少患胰腺癌等癌症的几率,它还是最佳的维生素C来源。

(2)菠菜:富含铁及B族维生素,能有效防治血管方面疾病。

(3)坚果:它不仅可以提高好的胆固醇,并能降低血液中的三酰甘油,是预防心脏病的最佳配方。

(4)椰菜花:富含胡萝卜素及维生素C,长期食用可以减少患乳腺癌、直肠癌及胃癌的几率。

(5)燕麦:每天食用燕麦片可以降低胆固醇,它所含的丰富纤维会使人很快就有饱腹的感觉,可达到控制体重的目的。

(6)鲑鱼:经常食用可以防止血管阻塞,预防老年痴呆等疾病。

(7)大蒜:有极佳的防治心脏疾病的功能,不仅可以降低胆固醇,并有净血的效用,杀菌功能也备受科学家强力推荐。

(8)草莓:在所有蔬果中拥有极高的抗氧化剂,除了可以预防心脏病和癌症,还能增进脑力。

(9)绿茶:经常饮用绿茶之人患胃癌、食管癌及肝癌的几率较低,日本的研究也发现,每天喝10杯绿茶,可以减少患心脏病的风险。

(10)红酒:酿酒用的葡萄皮有丰富的抗氧化剂,能够增加好的胆固醇,减少血管硬化,但千万不能过量。

（四）老年痴呆

1. 定义 老年痴呆是老年人脑功能失调的一种表现,是以智力衰退和行为及人格变化为特征的一种病症。临床典型症状有记忆力、抽象思维、定向力的障碍,同时伴有社会能力的减退。

老年痴呆不但是由于生理原因引起,老年的生活方式和孤独也是导致老年痴呆的重要原因,一个健康的生活环境和良好的生活心态是预防老年痴呆的最好办法,望大家多抽空陪陪年老的父母,不要让他们感到寂寞孤单。

2. 信号

(1)心胸狭隘、反应迟钝、爱闹意见和易发怒。

(2)睡眠秩序颠倒。

(3)计算能力减退,精细思考困难。

(4)有头痛、心悸、食欲缺乏。

(5)粗暴,定向力障碍。

3. 说明

(1)有前 3 项者,一般为阿茨哈默痴呆。

(2)有后 2 项者,一般为血管性痴呆。

(3)5 项都有者,一般为混合型痴呆。

4. 预防

(1)改善劳动环境。

(2)忌酒和戒烟。

(3)饮食调节。既要防止高脂食物引起胆固醇升高,又要摄取必要的营养物质,如蛋白质、无机盐、氨基酸及多种维生素,特别是维生素 B_1、维生素 B_2、维生素 B_6、维生素 C 和维生素 E 对老年人很重要。

(4)保持精神愉快利于长寿及精神健康。

(5)要安排好生活与学习。到了老年,还要坚持学习新知识,保持与社会广泛的接触。

(6)在离退休之前,要在思想上、物质上做好一切准备,丰富的生活内容，广泛的兴趣爱好，可以促进脑力活动，还可以延缓或减轻衰老的进程。

(7)定期进行体检，及早治疗躯体疾病，对自己身体既要重视，又不可过分注意或担心。

(8)经常的户外活动。老年人适合进行较持续、柔和的运动项目，如步行、慢跑、体操、太极拳、太极剑及传统舞等。

5. 调养方法

(1)苹果、香蕉和橙子富含人体所需的多种维生素、无机盐和纤维，还含有一种抗氧化物质——酚，对人的脑神经细胞具有保护作用。所以，多吃它们有助于降低罹患老年痴呆的风险。

(2)取天麻10克，猪脑1个，粳米250克。将天麻切成碎末，把粳米淘洗干净，与天麻碎末和猪脑同时入锅，加水煮粥，以脑熟为度。每日晨起服用1次，连服2~7天。可经常服用。

(3)天麻10克，全蝎3克。共研为细末，和匀。每服2克，热酒送下，每天1~2次。30日为1个疗程，可连服2个疗程。

 健康小常识——蜂胶八大功效

(1)蜂胶与调节免疫功能：对胸腺、脾脏及整个免疫系统产生强有力的调整功能，增强人体抗病力与自愈力。

(2)蜂胶与抗高血脂、缓解高血压：蜂胶对高血脂、高胆固醇、高血液黏稠度有明显调节作用，被称为"血管清道夫"。

(3)蜂胶与糖尿病：蜂胶中含有胰蛋白酶等多种活性酶和抗病毒成分，对恢复胰腺功能的作用是积极的；蜂胶能修复病损的胰岛细胞和组织，有效调节内分泌，促进糖代谢，刺激胰岛素分泌，从而使血糖降低。

(4)蜂胶与肿瘤防治：蜂胶中所含的黄酮类、多糖、萜烯类、有机酸等天然物质，能抑制致癌物质代谢活性，增强正常细胞活性，分解细胞周围的纤维蛋白，防止正常细胞癌变或癌细胞转移。

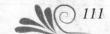

（5）蜂胶与保护肝脏：蜂胶能够杀肝炎病毒，并且能抑制病毒在肝脏细胞内复制。

（6）抗菌作用：蜂胶对幽门螺杆菌、葡萄球菌、链球菌、变形杆菌等众多细菌、真菌、病毒有抑制、杀灭的作用。

（7）抗疲劳作用：蜂胶能提高三磷酸苷酶的活性，从而生成更多的三磷酸腺苷（ATP），在代谢过程中，释放出热能，从而可以恢复人的体力，使人精力旺盛、朝气蓬勃。

（8）维护肠胃作用：据研究表明，胃炎、胃溃疡患者服用蜂胶后，胃部疼痛逐步消失，多数患者在坚持服用蜂胶后溃疡愈合，幽门螺杆菌感染转阴。最值得注意的是，服用蜂胶不会出现饮食减退，菌群失调等不良反应。

（五）坐骨神经痛

1. 定义 坐骨神经痛是一种由多种原因引起的神经痛，而不是一个独立的疾病，多数发病者为青壮年男性。不爱活动的人，如开车、银行工作人员等都极易罹患此病。

2. 信号

（1）起病很急，或者突然感到疼痛。

（2）疼痛由一侧腰骶部、臀部向大腿后侧，小腿后侧及足背外侧反射。

（3）呈钝痛、胀痛、刺痛或灼痛。

（4）疼痛可为阵发性或连续性。

（5）咳嗽、起坐、弯腰时疼痛加重。

（6）患肢肌张力低下，久病者小腿肌肉萎缩。

3. 说明

（1）凡有上述前4项者，应抓紧治疗。

（2）凡有后2项者，病情较重。

（3）应与腰椎间盘突出症相区别。

（4）与坐骨神经炎相区别。坐骨神经炎有受寒史，疼痛常在臀部及大腿后面，腰椎活动障碍较轻，而且病情较短。

4.预防 许多坐骨神经痛的患者都可清楚地诉出发病是与一次突然的腰部"扭伤"有关，如发生于拎举重物，扛抬重物，长时间的弯腰活动或摔跌后。因此，当需要进行突然的负重动作前，应预先活动腰部，尽量避免腰部扭伤。平时多进行强化腰肌肌力的锻炼，并改善潮湿的居住环境，常可降低本病的患病率。本病患者急性期应及时就医，卧床休息，并密切配合诊治，预后通常是好的。

（1）应针对病因治疗。腰椎间盘突出急性期者，应卧硬板床休息1～2周常可使症状稳定。

（2）对症治疗，疼痛可用对乙酰氨基酚（扑热息痛）加可待因30毫克，3～4次/日，以及其他非甾体类镇痛药，如异丁苯乙酸、萘普生等。肌肉痉挛可用地西泮（安定）5～10毫克口服，3次/日；或环苯扎林10毫克口服，3次/日，可能有效。

（3）严重病例可用地塞米松10～15毫克/日，静脉滴注，7～10日；一般可口服泼尼松10毫克，每日3～4次，10～14日为1个疗程。也可用1％～2％普鲁卡因或加泼尼松龙各1毫升，椎旁封闭。可配合针灸和理疗，保守疗法多可缓解。疗效不佳时可用骨盆牵引，或泼尼松龙硬脊膜外注射，个别无效或慢性复发病例可考虑手术治疗。

5.调养方法

（1）针灸

①取肾俞、大肠俞、阿是穴、环跳、阳陵泉、委中、承扶、承山、悬钟、昆仑穴。

②湿热者，加行间、侠溪、内庭穴；外伤血瘀者，加委中穴放血；腰骶部痛点梅花针叩刺，加拔火罐；寒湿者，针腰阳关穴，加灸；虚证者，加肝俞、肾俞穴，多用温针灸（烧针尾）。针灸手法：用提插或捻转补泻法。实证、痛甚、病初起者，用泻法；虚证、酸重及恢复期者，用补法。每日1次，10次为1个疗程，中间休息3天，再进行第2～3个疗程。

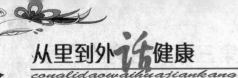

（2）运动

①伸缩足踝法。端坐，双脚向前伸直，脊背挺直，然后把一脚的脚尖向下压，另一脚的脚尖用力直起，足踝弯曲，使小腿和大腿的内侧肌肉紧张。双脚轮流用力屈伸。这种体操不但可矫正弯曲的腰椎，也可消除不良姿势引起的肌肉痉挛疼痛。

②腹式呼吸法。瑜伽中的鱼形姿势，是仰卧，闭上眼睛，以腹式呼吸的方法一面吸气，一面用手撑起腰部，大腿和小腿也随着挺起，脚跟、肩膀、头部贴地，使身体呈弧形的姿势；然后慢慢地呼气，再回复到仰卧的姿势。

③双臂行走法。如海豹行走的动作。俯卧，上身挺起，双脚不动，用手臂行走。这需要相当的臂力，可以矫正弯曲的脊椎。做此项体操时，要选择较容易滑动的地方进行，并且穿上袜子，避免脚背直接摩擦地面受伤，这样做起来比较省力，也能持久。

健康小常识——十种最差食物

咸肉、糖果、巧克力、罐头咸牛肉、蛋黄、猪肥肉、猪牛肉混合香肠、炸薯片、熏肉和全脂奶制品，这些食品含较多的饱和脂肪、胆固醇，熏腌制品还含有能致癌的亚硝酸盐。

四、循环系统

（一）贫血

1.定义　贫血不是一个独立的疾病，而是许多疾病的共同症状。其定义是指末梢血中单位容积内红细胞数或血红蛋白量低于正常。根据世界卫生组织的资料，Hb值的低限6个月～6岁为110克/升，6～14岁为120克/升，海拔每升高1 000米，Hb上升4%，低于此值称为贫血。6个月内婴儿由于生理性贫血等因素，Hb值变化较大，目前尚无统一标准,我国小儿血液学会议暂定:新生儿 Hb<145 克/升,1~4 个月 Hb<90 克/升,4~6 个月 Hb<100 克/升者为贫血。

2. 信号

(1)头昏、乏力、倦怠、眼花。

(2)口唇无血色,面色、指甲和眼睑结膜苍白。

(3)体力活动后常感到心慌。

3. 说明　如果你在一段日子里,出现了上述症状,又找不到其解释的原因,就可能是患上了贫血。

4. 饮食原则

(1)饮食调摄:饮食营养要合理,食物必须多样化,食谱要广,不应偏食,否则会因某种营养素的缺乏而引起贫血。要富有营养及易于消化。饮食应有规律、有节制,严禁暴饮暴食。多食含铁丰富的食物,如猪肝、猪血、动物瘦肉、奶制品、豆类、大米、苹果、绿叶蔬菜等。多饮茶能补充叶酸,维生素 B_{12},有利于巨细胞性贫血的治疗。适当补充酸性食物则有利于铁剂的吸收。忌食辛辣、生冷不易消化的食物。平时可配合滋补食疗以补养身体。

(2)劳逸结合:进行适当的体育活动。

(3)缺铁性贫血少喝茶:缺铁性贫血者最好不要喝茶,多喝茶只会使贫血症状加重。因为食物中的铁,是以 3 价胶状氢氧化铁形式进入消化道的。经胃液的作用,高价铁转变为低价铁才能被吸收。可是茶中含有鞣酸,饮后易形成不溶性鞣酸铁,从而阻碍了铁的吸收。

(4)牛奶及一些中和胃酸的药物:它们阻碍铁质的吸收,所以尽量不要和含铁的食物一起食用。

(5)改善贫血的食物

①富含优质蛋白质的食物。如蛋类、乳类、鱼类、动物瘦肉类、虾及豆类等。

②富含维生素 C 的食物。新鲜的水果和绿色蔬菜,如酸枣、杏、橘子、山楂、番茄、苦瓜、青柿椒、生菜、青笋等。维生素 C 有参与造血、促进铁吸收利用的功能。

③富含铁的食物。鸡肝、猪肝、牛羊肾脏、瘦肉、蛋黄、海带、黑芝麻、芝麻酱、黑木耳、黄豆、蘑菇、红糖、油菜、芹菜等。

④富含铜的食物。铜的主要生理功能是参与造血,铜缺乏也能引起铁的吸收障碍和血红蛋白合成减少。

上述食物日常饮食中应注意调配,尽量做到食物的多样化。在贫血期间如服用铁剂时不要喝茶,以免妨碍铁的吸收。

(6)老年人贫血的预防

①食物多样,谷类为主。保证足够的营养,特别是铁元素及蛋白质的摄入量,多吃富含铁的食物,如动物肝脏、黑木耳、芝麻酱、大枣、豆制品、绿叶蔬菜等。血红蛋白的主要成分是血红素和球蛋白。老年人在日常饮食中应摄入丰富的优质蛋白质食物,如动物瘦肉、蛋、乳、鱼虾、动物血、豆制品。多吃蔬菜、水果和薯类。常吃奶类等。

②积极参加体育锻炼,增强食欲。

③不要过分节制饮食,及时纠正偏食,要平衡膳食。

④老年人患有贫血在服用铁剂期间要忌饮茶水。铁剂宜饭后服用,需要用1~2个月,贫血才能得到纠正。

⑤每日适当多喝水。少吃煎、炸的食物。

(7)女性贫血的调治

①生活的调理。保持心情舒畅,避免剧烈活动、劳累。体位改变应缓慢进行,以免产生急性脑缺血而晕倒。

②饮食的调摄。多吃绿色蔬菜和含铁量高的食物,如蛋黄、牛肉、肝、肾、海带、豆类等。不饮茶,茶叶中的鞣酸会阻碍铁质的吸收。胃酸缺乏(如萎缩性胃炎、胃切除术后)者可适当口服稀盐酸。盐酸能将食物中的铁游离,增加铁盐的溶解度,有利于吸收。吃一些维生素C,有利于食物中铁的吸收。使用传统的铁锅煎炒食物,锅与铲之间的磨擦会产生许多微小的碎屑,在加热过程中,铁可溶于食物之中,故铁锅是一种很好的补铁器皿。

5. 调养方法

(1)猪肝治贫血:猪肝 100 克,菠菜 200 克,胡萝卜 100 克,加水炖熟,调味饮服。

(2)黑豆红枣糯米粥:黑豆 25 克,大枣 15 枚,糯米 50 克。上述三者用文火煮成粥,另加红糖 20 克,调匀服食。

(3)绿豆治贫血:绿豆 25 克,大枣 10 枚,红糖 20 克。绿豆在锅内煮开花,大枣煮熟,加红糖食用。

(4)黑木耳治贫血:干黑木耳 12 克,大枣 100 枚,加适量水煮熟后,再加入红糖 25 克,服食。

(5)龙眼花生小米粥:龙眼肉 15 克,花生米 20 克,小米 50 克。文火煮成粥,早晚服食。

(6)猪蹄黑豆治贫血:猪蹄 1 只,黑豆 50 克,花生米 50 克,煮熟后食用。

6. 女性食疗方

(1)莲子桂圆汤:莲子、龙眼肉各 30 克,大枣 20 克,冰糖适量。将莲子泡发后去皮、心洗净,与洗净的龙眼肉、大枣一同放入沙锅中,加水适量煎煮至莲子熟烂,加冰糖调味。睡前饮汤吃莲子、大枣、龙眼肉,每周服用 1~2 次。此方具有补心血、健脾胃功效,适用于贫血乏力、神经衰弱、心悸、健忘、睡眠不安等。

(2)猪肝粥:猪肝(其他动物肝脏也可)100~150 克,粳米 100 克。先将猪肝洗净切碎,与粳米一同入锅,加水 1 000 毫升及葱、姜、油、食盐各适量,先用旺火烧开,再转用小火熬煮成稀粥。日服 1 剂,分数次食用。此方具有益血补肝、明目的功效,适用于血虚萎黄、贫血、慢性肝炎、夜盲、青光眼等。

(3)当归羊肉汤:山羊肉 400 克切块,黄芪、党参、当归各 25 克(纱布袋装),同放沙锅内,加水 1 000 毫升,文火煨煮,至羊肉烂时放入生姜 25 克和食盐适量,吃肉喝汤,经常食用。此方最适宜于脾肾阳虚贫血患者食用。

(4)枸杞子红枣煲鸡蛋:枸杞子 20 克,大枣 10 枚,鸡蛋 2 个,同煮,蛋熟后去壳再同煮 10 分钟。吃蛋饮汤,每天或隔天 1 次。有补虚劳、益气血、健脾胃等功效。可治疗贫血,还可用于体质虚弱、头晕眼花、健忘失眠、视力减退的调理。

7. 孕妇饮食方

(1)阿胶瘦肉汤:取猪瘦肉 100 克,阿胶 10 克。先将肉放沙锅内,加水适量,用文火炖熟,加阿胶烊化,调味后饮汤食肉。隔日 1 次,连用 20 日。

(2)花生枸杞蛋:取花生仁 100 克,鸡蛋 2 个,枸杞子 10 克,红糖 50 克,大枣 10 枚。先将花生仁、枸杞子煮熟,然后放入红糖、大枣和鸡蛋,再煮片刻服食。每日 1 次,连服 10～15 日。

(3)当归生姜羊肉汤:取当归、生姜各 15 克,羊肉 250 克,山药 30 克。羊肉洗净切块,当归用纱布包好,与山药、姜片一起放沙锅内,加水适量,共炖熟烂后放调味品,饮汤食肉。每周 3～4 次,连用 20 日。

(4)龙眼肉桑葚汁:取龙眼肉 1 份,桑葚 2 份,加水煮至熟烂,去渣留汁,再加适量冰糖,熬至稍稠食用。每日 3 次,每次 2～3 匙,连服 30 日。

(5)枸杞大枣粥:取大枣 15 枚,枸杞子 10 克,与 50 克大米共熬为粥服食,每日 3～4 次,连服 30 日。

(6)首乌芝麻鸡:取何首乌 150 克,黑芝麻 50 克,未下蛋乌骨子鸡 1 只。先将鸡剖洗后,去头足,将何首乌、芝麻置于鸡腹内,用白丝线缝合,放沙锅内煲至鸡肉熟烂,即可食用。每周 1 次,连用 3 周。

(7)人参粥:人参末(或党参末 15 克),冰糖适量,粳米 100 克,煮粥常食,治疗贫血有一定作用。

(8)牛乳粥:粳米 100 克煮粥,将熟时加入鲜牛奶约 200 毫升,食之。可用于妊娠贫血的辅助防治。

(9)菠菜粥:先将菠菜适量放入沸水中烫数分钟后,切碎,放入煮好的粳米粥内食之,对于防治贫血有一定效果。

(10)甜浆粥:用鲜豆浆与粳米 100 克煮粥,熟后加冰糖少许。可辅助治疗贫血。

(11)鸡汁粥:先将母鸡 1 只煮汤汁,取汤汁适量与粳米 100 克煮粥食。孕妇常食,可用于防治贫血的辅助治疗。

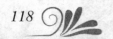

(12)香菇大枣：取水发香菇 20 克，大枣 20 枚，鸡肉（或猪瘦肉）150 克，加姜末、葱末、食盐、料酒、白糖等，隔水蒸熟，每日 1 次。常食，可辅助治疗妊娠贫血。

(13)大枣粥：大枣 10 枚，粳米 100 克，煮粥常食，防治妊娠贫血有一定作用。

(14)芝麻粥：黑芝麻 30 克，炒熟研末，同粳米 100 克，煮粥食之。孕妇常食，能辅助治疗妊娠贫血。

(15)枸杞粥：枸杞子 30 克，粳米 100 克，煮粥。孕妇常食，可辅助治疗妊娠贫血。

健康小常识

我国诊断贫血标准：血红蛋白(Hb)在成年男性<120 克/升(12 克/分升)，女性<110 克/升(11 克/分升)，孕妇<100 克/升(10 克/分升)，6 个月<110 克/升(11 克/分升)，14 岁以下<120 克/升(12 克/分升)。红细胞数在成年男性<4.0×10^{12}/升(400 万/立方毫米)，女性<3.5×10^{12}/升(350 万/立方毫米)。一般血红蛋白的降低伴有红细胞数的减少，但有时也不一致。个别轻度缺铁性贫血可仅有血红蛋白量的降低而无红细胞的减少。故血红蛋白被视为诊断贫血的重要指标。

（二）血液病

1. 定义　血液系统包括血细胞、骨髓、淋巴结、脾脏和肝脏，如果它们有了病变就可能患上血液病。常见的血液病有缺铁性贫血、再生障碍性贫血两种，其属于贫血性疾病；血小板减少性紫癜、过敏性紫癜，就属于出血性疾病；白血病和淋巴瘤则属于肿瘤。

2. 信号

(1)身体日渐虚弱，长叹"今不如昔"，精神倦怠，肢体酸沉，少气无力，嗜卧懒动。

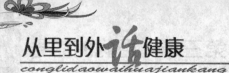

（2）弱不禁风，经常感冒，或感冒经久不愈；常有低热，甚或高热。

（3）头晕、头痛、头昏、眼花、耳鸣、心悸、气短，甚则晕厥。

（4）面色苍白，萎黄，虚浮，唇舌淡无血色，结膜色淡；或见眼窝黯黑（俗称黑眼圈），或面色赤红、紫黯而无光泽。

（5）毛发枯槁不泽，脱发，指甲平塌凹陷，易折易裂；皮肤干燥皱缩，弹性较差；口腔糜烂，牙龈肿胀，舌面光剥无苔。

（6）肌肤常见出血斑点或青紫斑块，轻微刺伤、划伤即出血不止，碰撞挤压，皮下即见大片青紫瘀斑。

（7）经常鼻出血、牙龈出血，口腔及舌面紫黯、血疱；女子月经过多如崩如注，或不分周期淋漓不断。

（8）胸骨、胫骨压痛，四肢关节疼痛或骨痛。

（9）腹胀，肝、脾、淋巴结肿大。

（10）血液及骨髓检查异常。

3.说明 如果出现以上症状，应去医院检查，看是否患了血液病。

4.中西医结合疗法 通常中药发挥作用相对缓慢，而采用西药或西医支持疗法相对收效较快。例如，中药效应的发挥与患者血红蛋白高低密切相关，通常患者血红蛋白＞60克/升，中药效果较为理想，因此，对于血红蛋白＜60克/升的患者，经常性的少量输血可明显提高中医药治疗的效果，而感染可明显使患者血红蛋白降低，及时发现感染和控制感染，可保持血红蛋白的稳定。辨证、辨病组方遣药与西医治疗措施结合是制定血液病治疗方案的重要依据。应遵循以下原则：

（1）增效原则：病情严重阶段，应以中西结合为主，可依据中医临床表现辨证施治，亦可根据病理特点辨病施治，以中西协同发挥作用。

（2）减毒原则：由于长期应用西药可导致一些不良反应发生，而中医可针对西药的不良反应辨证治疗，可在服用激素、达那唑、康力龙、环孢素A的同时，利用祛邪扶正、清髓排毒类中药辨证施治，能有效地预防或减轻上述西药的毒性和不良反应。

5.调养方法

（1）血小板减少性紫癜食疗方

①生吃连皮花生米，每日 50～100 克。

②连皮花生米 100 克，猪蹄 1 只，老藕节适量，共煨汤食用。

③连皮花生米 200 克，与带肉脊骨 500 克或猪肝加水煨汤食用。

（2）咯血食疗方

①百合粥。干百合研粉 30 克（鲜者倍量），粳米 100 克，加冰糖适量煮粥。顿餐，每日 1 次。

②银耳粥。银耳 10 克，洗净泡 4 小时，粳米 100 克，大枣 10 枚先下锅，水沸后加银耳及适量冰糖同煮粥。食法同上。

③二鲜饮。鲜茅根 150 克，切碎，鲜藕 200 克切片，煮汁饮用。

（3）呕血食疗方

藕柏饮。生藕节 500 克，侧柏叶 100 克，捣烂取汁，加白糖或冰糖 10 克，白开水冲服。

（4）鼻出血食疗方

①藕汁蜜糖露。鲜藕榨汁 150 毫升，蜂蜜 30 克，调匀内服。

②金针白茅饮。黄花菜（干品）100 克，白茅根 50 克，加水 200 毫升，煎服。

③白萝卜汁。白萝卜榨汁，加冰糖适量，每次饮用 100 毫升。

④猪肤红枣羹。鲜猪皮（去毛）500 克，水适量炖成稠羹；大枣 250 克，慢火煮透，放入猪皮汤中，加适量冰糖。每次食用 100 克，每日 2 次。

⑤荠菜蜜枣藕节汤。鲜荠菜 60 克，鲜藕节 30 克，蜜枣 10 枚，水 2 碗煎至 1 碗，吃枣喝汤。

（5）便血食疗方

①木耳粥。黑木耳（温水浸泡 1 小时）30 克，粳米 100 克，大枣 5 枚，冰糖适量同煮为粥。顿餐，每日 1 次。

②黑木耳煲红枣。黑木耳 15～30 克，大枣 20～30 枚，煎汤服食，每日 1 次。

③鸡冠花蛋汤。白鸡冠花 30 克，水 500 毫升，煎至 300 毫升去渣，将

鸡蛋 1 个打入煮成荷包蛋,加白糖适量。顿餐,每日 1 次。

(6)尿血食疗方

①荠菜鸡蛋汤。鲜荠菜 200 克,水 2 碗,放入沙锅煮至剩 1 碗汁时,打入鸡蛋 1 个,煮熟,加盐适量。顿餐,每日 1 次。

②野苋车前汤。红叶苋菜(连根)、鲜车前草各 50 克,水煎,加白糖适量。顿服,每日 1 次。

(7)慢性贫血食疗方

①菠菜粥。菠菜适量,沸水烫过切碎,粳米 100 克,煮粥,粥成入菠菜,稍沸即可。顿餐,每日 1 次。

②八珍益血粥。大枣 20 克,花生 50 克,银耳 10 克,红莲藕 20 克,核桃仁 10 克,黑芝麻 10 克,龙眼肉 10 克,红糯米 30 克,煮粥。顿餐,每日1~2次。

(8)再障贫血食疗方

复方紫河车丸:皂矾(煅)60 克,黑豆(炒熟)500 克,核桃仁 30 克,红花 9 克,干胎盘 1 个,鸡内金 150 克,研粉混匀,用枣泥 250 克,面粉 250 克,百草霜 30 克,炼蜜为丸。每服 10 克,每日 2 次。

(9)血小板减少症食疗方

鱼鳔胶羹:鱼鳔胶 30 克,水 500 毫升,文火煎熬,成羹。加藕粉适量,以白糖调味。顿服,每日 1 次。

(10)过敏性紫癜食疗方

①大枣汤。大枣 20 个,浸泡 1 小时,文火炖汤。顿服,每日 1 次。

②花生米煲大蒜。花生米、大蒜各 100 克,放入沙锅煲熟。一日量,分 2 次食用。

(11)白血病食疗方

①马齿苋阿胶汤。马齿苋 60 克,阿胶 10 克。马齿苋煎汁,去渣,阿胶烊化对入。用于急、慢性白血病有肠道感染的低热、贫血。

②蜂蜡鸡蛋。新鲜鸡蛋 2 个,阿胶粉(牡蛎炒珠,压碎)10 克,蜂蜡 30 克。将蜂蜡溶化,入鸡蛋、阿胶粉拌匀。用于白血病肝脾肿大者。顿餐,每日 1 次。

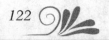

健康小常识——十种有益于健康的吃饭方式

（1）小食：21世纪进餐制以日进5～6餐为宜，三顿正餐外的小餐（上午10点、下午16点及20点左右）称为"小食"，具多重功效。

（2）定食：定时定量进食，久而久之形成动力定型，这是人体生物钟的要求。

（3）洁食："干净"包括无尘、无细菌、病毒，以及无污染食物。

（4）生食：并非一切均生食，而是"适合生食的尽量生食"。

（5）慢食："一口饭嚼30次，一顿饭吃半个小时"有多重效应：健脑、减肥、美容、防癌。

（6）素食：原意为"基本吃素"，而不是一点荤也不吃，这也是人的消化系统结构所决定的进食原型。素食是防治文明病的核心措施。

（7）早食：即三餐皆需早。早餐早食是一天的"智力开关"；晚餐早食可预防十余种疾病。

（8）淡食：包括少盐、少油、少糖等内容。一个"淡"字可解。

（9）冷食：吃温度过高的食物，对食管健康有害。低温可延寿，冷食还可增强消化道功能。

（10）鲜食：绝大多数食物均以新鲜为上，许多"活营养素"可得以保持。提倡"鲜吃鲜做"、"不吃剩"。

五、心脑血管系统

（一）高血压病

1. 定义 高血压病是常见的心血管疾病，以体循环动脉血压持续性增高为主要表现的临床综合征。高血压病病因不明，称之为原发性高血压，占高血压病患者的95%以上。继发性高血压病是继发于肾、内分泌和神经系统疾病的高血压病,多为暂时的,在原发疾病治愈后,高血压就会慢慢消失。按世界卫生组织(WHO)的标准,人体血压经常处于收缩压≥18.6千帕(140毫米汞柱)和(或)舒张压≥12千帕(90毫米汞柱),即可诊断为高血压病。正常人的收缩压随年龄增长而升高,故高血压病的发病率也随着年龄的上升而升高。引起高血压病的病因很复杂,目前认为是在一定的遗传基础上,由于多种后天环境因素作用,使正常血压调节机制失代偿所致。

2. 信号

(1)眩晕:女性患者出现较多,可能会在突然蹲下或起立时发作。

(2)耳鸣:双耳耳鸣,持续时间较长。

(3)失眠:多为入睡困难、早醒、睡眠不踏实、易做噩梦、易惊醒。这与大脑皮质功能紊乱及自主神经功能失调有关。

(4)头痛:部位多在后脑,并伴有恶心、呕吐。若经常感到头痛,而且很剧烈,同时又恶心作呕,就可能是向恶性高血压病转化的信号。

(5)心悸气短:高血压病会导致心肌肥厚、心脏扩大、心肌梗死、心功能不全,这些都是导致心悸气短症状的原因。

(6)肢体麻木:常见手指、脚趾麻木或皮肤如蚁行感,手指不灵活。身体其他部位也可能出现麻木,还可能感觉异常,甚至半身不遂。

3. 说明

(1)凡有前2项现象者,要引起注意,重视自己的血压情况。

(2)凡有第3～4项现象者,就要高度引起注意,最好去医院检查。

(3)以上症状都有者,就一定要住院治疗。

4. 高血压食疗原则

(1)多饮水:清早起来喝一杯凉开水约1 000毫升,这样可以使一夜失去的水分得以补充,可使血液至少6小时变淡,直接减轻心脏和血管的压力。还能使动脉粥样斑块液化。

(2)限盐早餐或无盐早餐:限盐和无盐可以使血液黏度变淡,并有利于肾小球滤过,大量排尿又可以使钠排出体外,达到降血压的目的,高血压初期,医生给患者开出氢氯噻嗪等利尿药物,机制就是通过利尿排泄,减少血容量以达到降血压目的的。

(3)清淡饮食:少吃煎、炒、油炸食物,多吃蔬菜和利尿降脂的食物,如冬瓜、煮黄豆等,多吃植物油,少吃动物油。

(4)控制食物总量:不管什么食物,都要控制到半饱和八成饱以下,并不靠零食补充。

5.调养方法

(1)海蜇皮50克,荸荠100克。将海蜇皮洗净,荸荠去皮,切片,同煮汤。吃海蜇皮、荸荠,饮汤,每日2次。具有清热化痰,滋阴润肺的功效。适用于阴虚阳亢的高血压患者。

(2)甘菊适量泡茶,其味不苦,尤以苏杭一带所产的大白菊或小白菊最佳,每次用3克左右泡茶饮用,每日3次。

(3)芥末250克(副食店有售)平分成3份,每次取1份放在洗脚盆里,加半盆水搅匀煮开;稍放一会儿,免得烫伤脚,用此水洗脚。每天早晚各1次,3天后血压就降了,再用药物巩固一段时间效果更好。无副作用。

(4)用中国红葡萄酒1瓶,其他红葡萄酒也行,放1根党参泡3天。用法:每天晚上临睡前喝小酒杯半杯,约25毫升,一般患者1瓶即可见效。

(5)将农田里(秋后时节最好)采来的刺儿菜200～300克(干刺儿菜约10克),洗净,加水500毫升左右,用温火熬30分钟左右(干菜时间要长些),待熬好的水温晾至40℃左右时一次服下,把菜同时吃掉更好。每天煎服1～2次,1周可见效。常喝此药,即可稳定血压。

(6)用葡萄汁代替白开水送服降压药,可使血压降得很平稳,也不易忽高忽平,不妨一试。

(7)鲜藕1 250克,切成条或片;生芝麻500克,压碎后,放入藕条(片)中;加冰糖500克,上锅蒸熟,分成5份,凉后食用,每天1份。一般服用1副(5份)即愈。

(8)用羊油 150 克炒麻豆腐 500 克。不吃羊油者可用其他食用油炒，但麻豆腐必须是以绿豆为原料加工制成的。炒麻豆腐时可放食盐适量及葱花、鲜姜等调料。每当血压不稳定或升高时仍可如法炮制，疗效显著。

(9)秋季时取野生黄蒿子(俗名臭蒿子)一把，放在锅中或脸盆中熬 10 分钟(也可以开水冲泡)，待稍凉后，洗头 10 分钟(每晚 1 次)，水凉后再加热，洗脚 10 分钟。每天坚持洗头洗脚，不要间断。

(10)胡萝卜汁，每天约需 1 000 毫升，分次饮服。医学研究证明，高血压病人饮胡萝卜汁，有明显的降血压作用。

(11)转脚腕可降血压。可以盘坐在床上，一只手握住脚踝，另一只手握住脚掌，缓慢转动；也可以坐在椅子上，脚尖着地，以脚腕为轴进行转动；一般每次左右各转 100 下，早晚各 1 次。

(12)养生功与高血压。一般取内养静功法，可以取坐姿或站姿。坐姿是坐于椅子上，双腿分开自然踏地，两手放于大腿上，手心向下，全身放松，心情怡静，排除杂念，意守丹田，口唇轻闭，双目微合，调整鼻息。站姿是身体自然站立，双脚分开与肩同宽，两膝微屈，两手抱空球放于身前，全身放松意守丹田，调整呼吸。每次 10～30 分钟，每日 1～2 次。

(13)临床应用时，常与补气滋阴汤配合使用，取黄芪 30 克，女贞子 25 克，桑寄生 25 克，牛膝 10 克，泽泻 5 克，钩藤 20 克，牡蛎 30 克，还可根据兼证随证加减。此方对口服各种西药后收缩压控制在正常值内，但舒张压始终在 100 毫米汞柱左右不降的患者，效果尤为显著。

(14)6 字按摩降压法

①擦。用两手掌摩擦头部的两侧各 36 次。

②抹。用双手的食指、中指和无名指的指腹，从前额正中向两侧抹到太阳穴，各抹 36 次。

③梳。双手十指微屈，从前额发际开始，经过头顶，梳至后发际 36 次。

④搿。双手握拳，拳眼对着相应的腰背部，上下稍稍用力搿动 36 次，搿动的幅度尽可能大一些。

⑤揉。两手掌十字交叉重叠，贴于腹部，以脐为中心，顺时针、逆时针方向各按揉 36 次。

⑥摩。按摩风池穴（枕骨粗隆直下凹陷与乳突之间，斜方肌与胸锁乳突肌的上端之间）、劳宫穴（手心中央）、合谷穴（手背第 1、2 掌骨之间，近第 2 掌骨中点）、内关穴（前臂内侧、腕上 2 寸）等穴位各 36 次。

健康小常识——血压单位简单换算法

（1）换算口诀法：血压毫米汞柱，加倍再加倍，除 3 再除 10，即得千帕值。例如：收缩压 120 毫米汞柱加倍为 240，再加倍为 480，除以 3 得 160，再除以 10，即 16 千帕。反之，血压千帕乘 10 再乘 3，减半再减半，可得毫米汞柱值。

（2）去 0 乘 4 除以 3 法：即先去掉毫米汞柱的个位数 0，再乘 4 除以 3，即得千帕值。反之亦然。例如：收缩压 110 毫米汞柱，则 $11 \times 4 \div 3 = 14.7$ 千帕。

（3）乘以换算系数法：将毫米汞柱乘以 0.133，即得千帕值。例如：收缩压 110 毫米汞柱，则 $110 \times 0.133 = 14.6$ 千帕。

（4）除以换算系数法：将毫米汞柱除以 7.5，即得千帕值。反之亦然。例如：收缩压 120 毫米汞柱，则 $120 \div 7.5 = 16$ 千帕。欲求毫米汞柱数值，即 $16 \times 7.5 = 120$ 毫米汞柱。

为何将 7.5 定为毫米汞柱与千帕的换算系数呢？这是由于 1 千帕 = 7.501 毫米汞柱，将 7.501 删去小数点后第 3 位数，并不影响其准确度。

（二）心肌梗死

1. 定义 心肌梗死是指急性、持续性缺血、缺氧所引起的心肌坏死。临床上多有剧烈而持久的胸骨后疼痛，休息或使用硝酸酯类药物不能完全缓解，伴白细胞增高、发热、血沉加快，血清心肌酶活性增高及进行性心电图变化，可并发心律失常、休克或心力衰竭等，常可危及生命。

2. 信号

(1)心绞痛发作频繁或持续时间长。

(2)心绞痛比以前剧烈,使用抗心绞痛药物疗效不明显。

(3)心绞痛发作伴有恶心、呕吐、大汗、心律失常和血压下降。

(4)在心绞痛频繁发作的基础上,出现呼吸困难与走路气喘等症状。

(5)突然发生眩晕,经心电图检查出现 S-T 段抬高,T 波高尖,并伴有严重心律失常。

3. 预防

(1)不搬抬过重的物品:搬抬重物时必然弯腰屏气,这对呼吸、循环系统的影响与用力屏气大便类似,是老年冠心病患者诱发心肌梗死的常见原因。放松精神,愉快生活,对任何事情要能泰然处之。

(2)洗澡要特别注意:不要在饱餐或饥饿的情况下洗澡。水温最好与体温相当,水温太热可使皮肤血管明显扩张,大量血液流向体表,可造成心脑缺血。洗澡时间不宜过长,因洗澡间一般闷热且不通风,在这样环境中人的代谢水平较高,极易缺氧、疲劳,老年冠心病患者更是如此。冠心病程度较严重的病人洗澡时,应在他人帮助下进行。

(3)注意气候变化:在严寒或强冷空气影响下,冠状动脉可发生痉挛并继发血栓而引起急性心肌梗死。气候急剧变化,气压低时,冠心病病人会感到明显的不适。国内资料表明,持续低温、大风、阴雨是急性心肌梗死的诱因之一。所以,每遇气候恶劣时,冠心病病人要注意保暖或适当加服硝酸甘油类扩冠药物进行保护。

(4)懂得和识别梗死的先兆症状并给予及时处理。

4. 家庭理疗

(1)自我康复治疗总的原则:做到“三要”、“三不要”。

①“三要”。一要按时服药,定期复诊,二要保持大便通畅,三要坚持体育锻炼。

②“三不要”。一不要情绪激动,二不要过度劳累,三不要抽烟、饮酒和吃得过饱。

（2）坚持合理适当的体育锻炼要掌握好两个关键：一是运动量，二是要循序渐进。

①掌握好运动量。过小运动量，实际只起安慰作用；过大则可能有害。一般所指的合适的运动量，即有轻微的出汗，呼吸次数稍有增加，并有轻微劳累感但并无不舒适感觉。

在运动之前应先做一些柔和的肢体活动或体操等准备活动，以免骤然活动引起肌肉痉挛，甚至诱发心绞痛。锻炼完了也应做慢跑或步行等恢复动作，避免骤停使心脏发生问题。运动的这些阶段分别称为准备期、运动期和缓解期。

②运动要循序渐进。刚开始时，一次体育锻炼可以只有 20～30 分钟，以后增至 45～60 分钟。其中准备期和缓解期各 5～10 分钟，运动期 20～30 分钟。如果体质较弱者，刚开始运动时，可把一次运动量分几次完成。

要根据病情轻重、体质强弱、年龄大小、个人爱好等条件，与医生共同商量，选择能够长期坚持的项目。最好是步行、慢跑、打太极拳、练养生功、骑自行车等项目。如果康复顺利，可在心肌梗死后第 8～9 周，复查运动试验和动态心电图，如无心绞痛等症状或心电图心肌缺血进一步改变，即可恢复轻微的工作。

5.调养方法

（1）生蒲黄、丹参、薤白、瓜蒌各 15 克，桂枝、半夏、桃仁、红花、五灵脂各 9 克，三七、琥珀各 3 克。水煎，每日 2 次，饭后服。

（2）鸡腿肉 150 克，人参 15 克，麦门冬 25 克。将洗好去皮的鸡腿肉和适量冷水同时入锅，在文火中煨开 10 分钟后，下入干净的药物，直煨至肉烂，加入少量食盐、味精，食用。

（3）柠檬 1 个，马蹄 10 个。水煎，可食可饮，常服有效。

（4）兔肉 500 克，山楂 5 枚，食盐 8 克，姜、葱、料酒各 10 克，糖 5 克，味精 3 克。将兔肉洗净切块，放入沙锅内与山楂同煮烂。入食盐、姜、葱、料酒、糖、味精调味服食。

此菜色泽红亮，醇香扑鼻，肉鲜味香，酒饭均宜。功效：补脾胃，益气血。适用于年老体弱、久病无力、气怯食少之人,以老年人食之最宜。此外,山楂有较持久的扩张血管和降血压、强心作用,并能增加胃酶素和脂肪分解酶,故最适用于患心脏血管疾病的老人食用。

(5)黑木耳 15 克,猪腿肉 50 克,豆腐 2 块,植物油、食盐、黄酒、酱油、米醋、蒜泥、豆瓣辣酱、花椒粉、辣油、味精各适量。先将黑木耳用温水浸泡 1 小时,发胀后,除去杂质,洗净,再入冷水中浸泡,备用;猪肉洗净,切成肉碎,加食盐,黄酒,酱油拌匀,备用;豆腐切成小方块;起油锅,放植物油 2 匙,中火烧热油后,倒入肉碎、蒜泥,炒香,再下木耳、豆瓣辣酱,翻炒 3 分钟后,加淡肉汤或清汤 1 碗,倒入豆腐,然后加食盐再炖 10 分钟,加淀粉糊、米醋、花椒粉、辣油、味精,拌和成羹;小沸后装碗,佐膳食用。

本方调中益气,滋肾益胃,活血散瘀,祛除寒湿。近年来证明,此菜有良好的抗血凝块作用,对血管栓塞,心肌梗死有一定的防治效果。

(6)人参、附片各 6 克,桂枝 12 克,五灵脂、蒲黄各 10 克,细辛 6 克,延胡索、丹参各 10 克,罂粟壳 12 克。舌红少苔者,去附片,加麦门冬 10 克;怕冷者,加高良姜 10 克,荜茇 12 克,每日 1 剂,水煎服。中成药兼服苏合香丸或冠心苏合丸、麝香保心丸、速效救心丸等,静脉滴注用丹参或复方丹参注射液。

本方温阳益气,活血宣痹,适用于心肌梗死,症见心胸剧痛,闷塞如窒,神烦不安,自汗,肢冷,面色苍白,唇舌淡紫,脉沉细弦。

(7)黄芪、党参各 10 克,黄精 12 克,炙甘草 6 克,丹参 9 克,赤芍、红花各 6 克。若胸痛明显者,加桂枝、附片,党参改人参;舌红少津者,加玉竹、生地黄、麦门冬。水煎,每日 1 剂,分 2 次服。

本方益气养心,活血通络,适用于气虚血瘀所致的心肌梗死。病症为神疲,气短,头晕,胸闷或胸痛,心悸,自汗,面白少华,苔薄白,舌质紫暗,脉虚无力,或有遏止。

(8)瓜蒌 10 克,薤白 12 克,半夏、枳壳各 9 克,厚朴 6 克,砂仁、茯苓各 10 克,丹参 9 克,郁金 12 克,山楂 10 克。水煎,每日 1 剂,2 次服。若神疲气短者,加人参或太子参;呕恶者,加藿香、生姜汁;口干、口苦、苔黄腻、身热者,加黄连、黄芩、竹茹,或加柴胡、青蒿。腹胀、大便秘结者,重用全瓜蒌,酌加番泻叶、芒硝或大黄;神志欠清者,加石菖蒲、天竺黄、郁金,兼服苏合香丸。

本方化痰止呕,活血通络,适用于痰瘀互结所致的心肌梗死。临床主要症状是胸闷脘痞,或胸胁疼痛,呕恶,纳呆,口黏,四肢困倦,苔浊腻,舌紫,脉滑。

(9)人参9克,麦门冬10克,生地黄12克,玉竹、赤芍、丹参、当归各9克。若舌光剥无苔者,加龟版、鳖甲、石斛、西洋参;大便干结者,加玄参、火麻仁、瓜蒌仁,酌用番泻叶;身热者,加牡丹皮、地骨皮、青蒿、鳖甲。水煎,每日1剂,分2次服。

本方益气养阴,活血通络,适用于气阴两虚所致的心肌梗死,症见神疲无力、胸闷、气短、自汗、盗汗、口干、潮热、面红、唇舌暗红或光红无苔、脉细数无力等。

健康小常识——健康放松的十个习惯

(1)打盹:学会在一切场合,如办公室、走廊、公交汽车里打盹10分钟,这会令你精神振奋。

(2)想象:通过想象一个你所喜爱的地方,如大海、高山等放松大脑。把你的思绪集中在所想象东西的"看、闻、听"上,并渐渐入境,由此达到精神放松。

(3)按摩:紧闭双目,用自己的手指尖用力按摩前额和后脖颈处,有规律地向一定方向旋转,不要漫无目的揉搓。

(4)呼吸:采用"421"法则。即吸气4秒钟,憋气2秒钟,呼气1秒钟。这是很好的放松方法。

(5)腹式呼吸:平躺在地板上,面朝上,身体自然放松,紧闭双目,呼气,把肺部的气体全部呼出,腹部鼓起,然后紧缩腹部,吸气,最后放松,使腹部恢复原状。正常呼吸数分钟后再重复这一过程。

(6)摆脱常规:尝试一些不寻常的新方法,做一些你不常做的事,如倒立、在楼梯做俯卧撑或双脚蹦着下楼梯等。

(7)放松反应:听一段优美动听的音乐或舒适地坐在一个安静的地方,紧闭双目,放松肌肉默默地进行一呼一吸,以呼吸为主。

(8)发展兴趣:培养对各种有益活动的兴趣,并尽情地去享受。

(9)伸展运动:伸展对消除紧张十分有益,它可以使全身肌肉得到放松。

(10)沐浴时唱歌:每次洗澡时放开你的歌喉,尽量拉长声调。因为大声唱歌需要不停地深呼吸,这样可以得到很好的放松,使得心情愉快。

(三) 老年性低血压

1.定义 老年性低血压一般认为是由于老年人血管老化、遗传、体质弱,吃抗高血压药过量及其他原因所致。其收缩压低于 100 毫米汞柱(13.3 千帕),舒张压低于 60 毫米汞柱(8.0 千帕)即为老年性低血压。

2.信号

(1)站立时间长,感到眩晕。

(2)由于卧位、坐位突然起立时,血压急剧下降,发生昏迷、晕倒。

(3)摔倒后神志不清,但很快恢复正常,约 15 秒后神志清醒。

(4)在排尿当时或排尿后突然晕倒,1～2 分钟自行恢复正常。

(5)由于晚上起床排尿时发生昏厥。

3.说明

(1)凡有前 3 项者,为站立性低血压,多由老年人神经调节功能下降和动脉硬化,使动脉弹性减少等因素造成的。

(2)凡有后 2 项者,为排尿性低血压,多发生在夜间。

4.防治措施

(1)病因治疗:体质虚弱者宜加强营养;服降压药后感到身体软弱

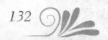

者,要停药或换用较温和的降压药;因各种急性疾病引起的低血压要积极地诊治原发病;避免过快地变动体位和长时间站立;睡眠时枕头垫高以 15 厘米为宜;夜间最好不去厕所,在床边备有便盆或有他人陪同,以防意外。国外医生观察到咖啡因对慢性直立性低血压疗效甚好,早餐前半小时口服咖啡因 0.25 克,能减轻饭后血压下降。也可在早饭前喝杯浓咖啡,借此提供咖啡因,也可收到相似效果。

(2)加强体育锻炼:体育锻炼对高血压、低血压都有调节作用。国外有位学者说过:"锻炼身体可以代替许多药物,但任何药物也代替不了锻炼身体。"低血压的老年人可根据自己的体力情况,选择适合自己的锻炼项目。

(3)高盐饮食:低血压的老年人可适当增加食盐的摄入量,为正常食盐量的 2～3 倍,即每日 20～25 克。多摄食盐后必须多喝水,较多的水分进入血液可增加血容量,从而升高血压。

(4)选用滋补药:低血压的老年人可选用滋补药来调节血压,可每日服用龙眼肉 6 克,也可在医生指导下服用人参。中药"生脉散"(人参 10 克,麦门冬 20 克,五味子 10 克)每日 1 剂煎服,效果也佳。

(5)药物治疗:低血压症状明显,可选用利他林、麻黄素等升压药及三磷酸腺苷、辅酶 A、B 族维生素及维生素 C,以改善脑组织代谢功能。

5.调养方法

(1)乌骨鸡 1 只(约重 1 500 克)。将鸡去毛,剖肚洗净,当归头 60 克,黄芪 50 克,红糖 150 克,米酒 50 克,放入鸡腹中,再将鸡肚皮缝紧,入锅隔水蒸熟,吃肉喝汤,每半月吃 1 次,连吃 2 个月。

(2)大枣 15 枚去核,栗子 150 克,净鸡 1 只,鸡肉切块,大火煸炒,后加作料,煮至八成熟,加大枣、栗子焖熟食之。

(3)鲫鱼 1 条,糯米 60 克。将鱼洗净(不要去鳞)与糯米共煮成粥,每周用 2 次,连服 2 个月。

(4)嫩母鸡 1 只,黄芪 30 克,新鲜天麻 100 克(干品 15 克)。鸡洗净入沸水中余一下,用凉水冲洗。将天麻、黄芪切片装入鸡肚内。将鸡放于沙锅中,加葱、姜、食盐、酒各适量,陈皮 15 克,水适量,用文火炖至鸡肉熟烂,加胡椒粉 2 克,即可食用。

(5)猪心 1 个,黄芪 20 克,当归 12 克,党参 30 克,川芎 6 克,加水炖熟,吃猪心喝汤。

(6)大枣 20 克,沙参 15 克,生地黄、熟地黄各 10 克,加水适量用炖盅隔水炖 3 小时后,加蜂蜜适量每日分 2 次吃完,连服 15 天。

(7)韭菜适量,捣烂取汁,每日早晨服 1 杯,常服用,可使血压恢复正常。

(8)当归、黄芪、大枣各 50 克,鸡蛋 4 只同煮熟,吃蛋喝汤,每日早晚各 1 次,空腹吃。

 健康小常识——十种难长寿的人

(1)频繁抽烟者。

(2)经常酗酒者。

(3)起居饮食毫无规律,根本不懂养生之道的人。

(4)整日抑郁,对任何事物都不感兴趣的人。

(5)不参加任何体力劳动的人。

(6)心胸狭窄,嫉妒成性,动不动就生气发火的人。

(7)性欲过度的人。

(8)一个朋友也没有的人。

(9)有了病不看,听之任之的人。

(10)"药罐子"一点小毛病就爱吃药,一年之中,吃药无数的人。

(四)老年心力衰竭

1.定义 引起老年人心力衰竭常见的病因一般可分为原发性和继发性两种。所谓原发性是指由于心脏本身病变所引起的心力衰竭,常见的有冠心病、高血压性心脏病、肺源性心脏病、风湿心脏病,以及老年人特有的心脏瓣膜变性或心肌淀粉样变性心脏病等。继发性是指心脏以外的疾病引起的心力衰竭,常见的病因有甲状腺功能亢进、贫血等。

2. 信号

(1)劳动或走路时发生呼吸困难。

(2)睡眠时突然呼吸困难,坐起时好转。

(3)下肢水肿,尿量减少。

(4)没有感冒却发生咳嗽、痰多、心慌、憋气。

(5)失眠、疲乏、食欲减退。

(6)四肢抽搐,呼吸暂停,发绀,但发作后,又马上恢复正常。

(7)血压下降,心率加快,面色苍白,皮肤湿冷,烦躁不安。

(8)呼吸极度困难,有窒息感,咳嗽,咳出大量粉色泡沫样痰。

3. 说明

(1)凡有前2～5项者,是早期心衰的典型表现,要多加注意。

(2)凡有第6项症状者,是由于脑缺血引起的心源性晕厥。

(3)凡有第7项者为心源性休克。

(4)凡有第8项者为急性肺水肿表现。

4. 安全措施

(1)禁食含钠丰富的食物。

①可食用苏打、发酵粉、碱制成的馒头、面包、饼干等。

②禁食肉松、香肠、咸鱼、咸菜、火腿、腐乳等腌制品。

③各种含钠饮料及调味品,如汽水、味精、番茄酱、啤酒等。

④挂面、海味、奶油、猪肾、乳酪、松花蛋、香豆干等。

⑤糖果、巧克力、葡萄干、果仁等。

⑥含钠高的蔬菜有芹菜、青萝卜、油菜、茼蒿及瓜茄类。

(2)禁食刺激性大、产气多的食物,以免刺激心脏,诱发心力衰竭。

(3)给予低脂、低盐、低热能、易消化的清淡饮食。

(4)限制钠盐摄入。轻度心衰者,每日可摄取2～3克食盐。

(5)水分的摄入。轻度心衰患者每日液体摄入量为1 500毫升左右,夏季可稍增加。

(6)吸烟者应戒烟。

(7)少量多餐、不宜过饱。应少量多餐,每天5～6餐,避免过饱而引起胃肠过度充盈,增加心脏的负担,诱发心律失常或心绞痛等不良后果。

(8)适量供给脂肪,过多的脂肪会抑制胃酸分泌,影响消化。肥胖者腹部脂肪过多,横膈上升,压迫心脏使胸部感到闷胀不适,因此肥胖者更应控制脂肪的摄入量。

(9)适量摄取蛋白质。心衰严重时,每天宜按0.8克/千克体重摄入蛋白质。因为蛋白质食物的特殊动力作用较高,可能增加机体的代谢率,影响心衰的恢复,应不同程度地限制蛋白质的摄取。

(10)补充丰富的维生素及无机盐。多食用鲜嫩蔬菜、山楂、梨、香蕉、草莓、橘子等,以补充足够维生素,保护心肌功能。注意补充钾及镁,因慢性心力衰竭用排钾性利尿药和洋地黄药物时,会使胃肠淤血,食欲减退。

(11)急性期应卧床休息,取半卧位,下肢下垂以减少静脉回流,减轻肺瘀血。随着病情的改善,可做一些适度合理的活动,如四肢关节主动运动、慢步行走等,以防下肢静脉血栓形成、骨骼肌萎缩,活动量以不引起心脏不适或气短为指标。

5.调养方法

(1)莱菔子粥:莱菔子15克,粳米100克。粳米洗净,莱菔子洗净,除去杂质,装入纱布袋内,扎紧袋口。纱布袋放入锅内,加清水适量,用中火熬成汁,取出纱布袋不用。粳米、汤汁放入锅内,用武火烧沸后,转用文火煮至米烂成粥。每日2次,作早、晚餐食用,利水消肿明显。

(2)白茯苓粥:白茯苓粉15克,粳米100克。粳米、茯苓粉放入锅内,加水适量,用武火烧沸后,转用文火炖至米烂成粥。每日2次,早、晚餐食用。利尿效果较好。

(3)莱菔子山楂红枣汤:莱菔子10克,山楂50克,大枣100克。将莱菔子用小纱布袋装好,大枣、山楂去核,洗净一同放入锅内煮熟即可食用。每日2次,早、晚餐服用。具有利尿、补血、消食作用。

(4)玉米扁豆粥:玉米须 60 克,大枣 60 枚,白扁豆 25 克,粳米 30 克。将诸物洗净,按常法煮作粥,每日 1 次。

(5)苡仁海带鸡蛋汤:薏苡仁 20 克,海带 20 克,鸡蛋 2 个。将海带洗净切条,薏苡仁洗净,同放入高压锅内,加水炖至极烂,铁锅置旺火上,放入食油,将打匀的鸡蛋炒熟,立即将海带、薏苡仁连汤倒入,加盐、胡椒粉各适量,炖煮片刻,即可服食。

(6)琥珀猪心汤:猪心 1 个,琥珀粉 5 克,党参粉 5 克。将猪心心腔的血液洗净,放入琥珀粉、党参粉,置于沙锅内加水文火炖熟,经调味后,即可食肉喝汤。本方适合心衰、心悸明显、夜寐欠佳者。

健康小常识——十条完全健康的忠告

(1)立即戒烟。　　　　(6)了解自己。

(2)少吃脂肪。　　　　(7)放松自己。

(3)选择一位家庭医生。　(8)重视睡眠。

(4)勤于锻炼。　　　　(9)保持水分。

(5)避免日晒。　　　　(10)笑口常开。

（五）先天性心脏病

1. 定义　在人胚胎发育时期(怀孕初期 2～3 个月内),由于心脏及大血管的形成障碍而引起的局部解剖结构异常,或出生后应自动关闭的通道未能闭合(在胎儿属正常)的心脏,称为先天性心脏病。除个别小室间隔缺损在 5 岁前有自愈的机会外,绝大多数需手术治疗。临床上以心功能不全、发绀,以及发育不良等为主要表现。

2. 信号

(1)出生后婴儿哭声低下。

(2)吸乳无力,喂养困难,表现为吃点奶汁就非常疲倦,吃吃停停,间歇吸吮,常常出现溢乳或呛咳现象。

(3)呼吸频率较同龄的婴幼儿要快,特别是睡眠时 1 分钟的呼吸次数

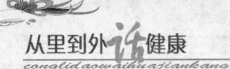

明显地比一般孩子要快。

(4)患儿平时易出汗,有时胸前多汗较突出。

(5)有过度哭闹,剧哭时在唇周可见到青紫。

(6)体重增加不理想,体格检查时往往不够标准。

(7)容易反复发生呼吸道感染,特别容易多次患上肺炎,就医时可听到胸前的杂音。小儿先天性心脏病患者要防止发生感冒,定期到医院随访,选择适当机会进行手术治疗。

3.治疗方法

(1)治疗种类

①手术治疗。先天性心脏病的根治是手术治疗,一般可在4~5岁做手术,如症状严重或细菌性心内膜炎持久不能控制者,应提前手术。

②内科治疗。先天性心脏病手术前的内科治疗主要是避免剧烈活动,预防或治疗感染,如有心力衰竭应积极治疗。

(2)最佳治疗时间:手术最佳治疗时间取决于多种因素,其中包括先天畸形的复杂程度、患儿的年龄及体重、全身发育及营养状态等。一般简单先天性心脏病,建议1~5岁,因为年龄过小,体重偏低,全身发育及营养状态较差,会增加手术风险;年龄过大,心脏会代偿性增大,有的甚至会出现肺动脉压力增高,同样会增加手术难度,术后恢复时间也较长。对于合并肺动脉高压、先天畸形严重且影响生长发育、畸形威胁患儿生命、复杂畸形需分期手术者,手术越早越好,不受年龄限制。

4.调养方法

(1)蜜饯山楂:生山楂500克,蜂蜜250克。将生山楂洗净,去果柄、果核,然后将山楂放入沙锅内,加水适量,煎煮至七成熟烂,水将干时加入蜂蜜,再用小火煮透收汁即可。冷却后,放入瓶中贮存备用。每次15~30克,每日服3次。本方具有开胃、消食、活血化瘀的功效。

(2)红花三七蒸乳鸽:三七5克,红花6克,乳鸽1只,料酒10毫升,食盐3克,葱10克,姜5克,酱油10克,红糖5克。把红花摘去杂质,三七研成粉末,乳鸽宰杀后去毛、内脏及爪,洗干净。将姜切丝,葱切段,然后把乳鸽放入蒸钵内,加入料酒、酱油、红糖、姜、葱、食盐,腌30分钟,再放入三七、红花、菜胆。最后把蒸钵置于蒸笼内,用旺火大气蒸约50分钟即成。每日1次,佐餐或单食。具有活血化瘀,滋补气血的功效。本方适合于瘀阻心络型冠心病患者食用。

（3）红花三七蒸鸽蛋:三七粉10克,红花6克,鸽蛋5个,食盐3克,鸡汤200毫升。将红花去杂质,鸽蛋煮熟去壳后,再把鸡汤放入炖锅内,放入三七粉、红花、食盐、熟鸽蛋,同煮25分钟即成。每日1次。具有补气血、化瘀阻的功效。本方适于心绞痛型冠心病患者食用。

（4）体育锻炼

①散步。散步可以使心肌收缩力增强,外周血管扩张,具有增强心功能,降低血压,预防冠心病的效果。对于参加剧烈运动时会引起心绞痛的人来说,可以改善病情。每次散步可坚持20分钟至1小时,每日1～2次,或每日走800～2 000米。身体状况允许者可适当提高步行速度。

②慢跑。慢跑或原地跑步亦可改善心功能。至于慢跑的路程及原地跑步的时间应根据每个人的具体情况而定,不必强求。

③太极拳。对于高血压病、心脏病等都有较好的防治作用。一般而言,体力较好的患者可练老式太极拳,体力较差者可练简化式太极拳。不能打全套的,可以打半套,体弱和记忆力差的可以只练个别动作,分节练习,不必连贯进行。

健康小常识——健康生活十个最佳时间

（1）漱口、刷牙最佳时间:漱口、刷牙的最佳时间是饭后3分钟。原因是此时口腔的细菌开始分解食物残渣,产生的酸性物质易腐蚀、溶解牙釉质,使牙齿受到损害。

（2）美容最佳时间:美容的最佳时间是24点至次日凌晨6点。因皮肤的新陈代谢在此时最为旺盛,晚上睡前使用化妆品进行美容护肤效果最佳,能起到促进新陈代谢和保护皮肤健康的功效。

(3)散步最佳时间:散步的最佳时间是饭后80～120分钟,以每小时4.8公里的速度散步20分钟,热能消耗最大,最有利于减肥。

(4)晒太阳最佳时间:晒太阳养生的最佳时间是上午8～10时和下午4～7时。此时日光以有益的紫外线A光束为主,可使人体产生维生素D,从而增强人体免疫系统的抗痨和防止骨质疏松的能力,并减少动脉硬化的患病率。

(5)饮茶最佳时间:饮茶的最佳时间是用餐1小时后,饭后马上饮热茶是很不科学的,因为茶叶中的鞣酸可与食物中的铁结合成不溶性的铁盐,干扰人体对铁的吸收,时间一长可诱发贫血。

(6)吃水果最佳时间:吃水果的最佳时间是饭前1小时。因为水果属生食,吃生食后再吃熟食,体内白细胞就不会增多,有利于保护人体免疫系统。

(7)锻炼身体最佳时间:有益健康锻炼的最佳时间是傍晚。理由是:人类的体力发挥或身体的适应能力,均以下午或接近黄昏时分为最佳。此时,人的味觉、视觉、听觉等感觉最敏感,全身协调能力最强,尤其是心律与血压都较平稳,最适宜锻炼。

(8)洗澡最佳时间:洗澡的最佳时间是晚上睡前,此时来一个温水浴(35℃～45℃),能使全身的肌肉、关节松弛,血液循环加快,帮助你安然入睡。

(9)喝牛奶最佳时间:喝牛奶的最佳时间是睡前,因牛奶含有丰富的钙,中老年人饮用可补偿夜间血钙的低落状态从而保护骨骼。同时,牛奶有催眠作用。

(10)睡眠最佳时间:睡眠的最佳时间有两个,午睡最好从13点开始,这时人体感觉已下降,很容易入睡。晚上则以22～23点上床为佳,因为人的深睡时间在24点至次日凌晨3点,而人在睡后一个半小时即进入深睡状态。

（六）一般性心脏病

1.定义 心脏病是心脏疾病的总称,包括风湿性心脏病、先天性心脏病、高血压性心脏病、冠心病、心肌炎等各种心脏病。而一般性心脏病主要是指心脏平时发生的一些微不足道的毛病。

2.信号

(1)耳鸣:心脏病患者,特别是高血压性心脏病,冠心病、动脉硬化,都有耳鸣症状。特别是45岁以上的中年人,如果1周内频繁出现耳鸣,应及时去医院检查。

(2)打鼾:胖人打鼾多,但他们当中也有高血压、高血脂、心脏病患者。因此,如果一个人长期持续打鼾,就要留心是否有心血管方面的疾病。

(3)肩痛:肩膀疼痛的中老年人,多为肩周炎。如左肩、左手臂酸痛,特别是左肩疼痛的中老年人,应经常注意自己的心脏情况。

(4)胸痛:在劳动或者运动之后,多发于胸骨后,常放射至左肩、左臂的胸痛患者,多为心脏病疼痛,应该注意自己的心脏了。

(5)呼吸困难:心脏病患者胸闷、呼吸困难多与肺淤血有关,故常发生在夜间、卧位时,坐位时减轻,为阵发性。活动及上楼也可发生。

(6)水肿:心脏负荷过重致静脉回流受阻,远端血管充血发生水肿,也是心脏病患者常见症状。除心衰外,轻微下肢水肿往往是先兆症状。凡中老年人有下肢水肿,都应及早求医。

3.调养方法

(1)赤小豆粥:赤小豆250克,红糖1汤匙。将赤小豆洗淘干净,用沙锅装水1大碗,闭盖沙锅,用文火炖之(不能用铁锅或五金锅)。炖到赤小豆稀烂为火候佳的标准。临服食时,再放入红糖,调和均匀,随意食之。

(2)李子羹:白李子15枚,冰糖60克,杵碎。把白李子薄皮削去,核也剖去,将李子肉切成4片,放入紫铜锅里,文火煮烹约15分钟,试尝李子肉"外软内脆"为标准。即时放入冰糖末,烊化调和,立刻离火倾入碗里。这羹在饭后半小时服食最妙。

(3)莲子羹:莲子肉 60 克;冰糖 60 克,杵碎;香油 1 茶匙。先用沸水浸泡干莲子,褪去莲子薄衣,并用竹签捅去莲子心。把莲子肉炮制好了,放入磁器或瓷器锅内,加入开水 1 小碗,用微火慢煮焖煨约 3 小时之久,以莲子肉熟烂,食之化渣为标准,即加入冰糖,烊化调匀倾入小碗内,再加入香油,在午睡起来漱口后服食。

(4)苦菜羹:苦菜不拘量选用嫩心,食盐适量,红糖 1 撮,醋 1 汤匙,植物油适量,淀粉 1 茶匙。把苦菜选择好,用水淘净之后,即把植物油入"红锅"内,武火炒煎,随放食盐、红糖,候菜炒熟,最后再放入醋和淀粉,以汤汁浓缩了为标准,即行铲入碗内当作蔬菜服食。

健康小常识——十个不成熟个性心理特征

(1)残留着对双亲的依赖。

(2)通常由于胆小不愿意走向社会。

(3)行为出于利己的动机。

(4)缺乏独立性、自觉性。

(5)情绪不稳定,攻击性或逃避性行为偏多。

(6)为人不可靠,没有责任感,不宽容。

(7)生活图一时快乐。

(8)学习不刻苦,劳动不认真。

(9)不能正确认识世界和自己。

(10)不能同别人建立和谐的关系。

(七)心绞痛

1.定义 心绞痛是冠状动脉供血不足,心肌急剧的、暂时的缺血与缺氧所引起的临床综合征。

除冠状动脉粥样硬化外,本病还可由主动脉瓣狭窄或关闭不全、梅毒性主动脉炎、原发性肥厚型心肌病、先天性冠状动脉畸形、风湿性冠状动脉炎等引起。

2. 特征

(1)位置:在胸骨下段 1/3 处,即胸廓正中线与左侧乳头之间疼痛。

(2)范围:疼痛的范围往往是一片,患者通常用一个握紧的拳头放在胸部中间或稍偏左侧来表示疼痛范围。

(3)放射:疼痛不限于胸部,还经常放射至颈部、前头、喉头等处,并感觉到脖子像被人勒住了。疼痛有时还向左上肢肩侧、后脊放射,向左肩、左手内侧的三个指头及腿部发射。

(4)起始:心绞痛常常是慢性开始,起初隐痛较轻,数分钟后可达到高潮。

(5)持续:持续 3～4 分钟,最长 15 分钟。

(6)诱因:可因情绪激动或劳累而诱发。

(7)缓解:因体力活动所诱发的心绞痛,在停止活动后数秒内即可消失。

(8)体位的影响:发作时不宜平躺,平躺时下肢血流回心血量增多,心脏负担加重,而使心绞痛加剧。患者平时宜平卧位休息。

(9)饮食的影响:饱餐常可诱发心绞痛,而且往往在进餐 30 分钟内发生;喝冷水、醉酒、吸烟时疼痛也可加重。

3. 中医治疗

(1)三七治疗冠心病:心绞痛、冠心病、冠心病合并高血压、心律失常、高胆固醇血症、高三酰甘油血症、头痛、眩晕、肺结核咯血、胃溃疡呕血、子宫出血、子宫肌瘤、子宫脱垂和输卵管阻塞等。

(2)治疗方法:将三七磨成粉(无磨粉机器可在购买处磨粉或直接购买三七粉),生粉服用,早晚各 1 次,每次 2～4 克,温开水送服。

4. 调养方法

(1)山楂粥:山楂 30～40 克,粳米 100 克,砂糖 10 克。先将山楂入沙锅煎取浓汁,去渣,然后加入粳米、砂糖煮粥。可在两餐之间当点心服食,不宜空腹食,以 7～10 天为 1 个疗程。具有健脾胃,消食积,散瘀血的功效。本方适用于高血压、冠心病、心绞痛、高脂血症,以及食积停滞、腹痛、腹泻、小儿乳食不消等。

（2）桃仁粥：桃仁 10～15 克，粳米 50～100 克。先将桃仁捣烂如泥，加水研汁去渣，同粳米煮为稀粥。每日服 1 次，5～7 天为 1 个疗程。具有活血通经，祛痰止痛的功效。本方适用于高血压、冠心病、心绞痛等。此方用量不宜过大；怀孕妇女及平素大便稀薄者不宜服用。

（3）藕藏花生：大藕 1 千克，花生米 200～300 克，白糖若干。在藕节的一端切开灌入花生米，灌满后将切下的藕接在切口处用竹签固定，放入锅内用冷水浸没，中火煮 2 小时至藕熟烂，然后挤汁水 2 碗，食用时用刀切成厚片，每日 2 次为宜，蘸白糖佐食。本方补脾润肺、止血化痰，高血压、心血管病者宜食。

（4）人参麦门冬汤：人参 5～9 克，麦门冬 12 克，五味子 6～9 克，熟地黄 30～60 克，当归 6～9 克。水煎 2 次，混合后分上、下午服，每日 1 剂。本方有益于缓解心绞痛。

（5）红参三七粉：红参粉、三七粉各等量，拌匀，每次 1 克，每日 2 次，温开水送下。本方对于心绞痛有很好的疗效。

（6）玉竹党参汤：玉竹 25 克，党参 15 克。水煎 2 次，混合后分上、下午服，每日 1 剂。本方有助于预防心脑血管疾病。

健康小常识——八个减肥的妙法

（1）运动。

（2）消减饮食量要积小步才能有大成。

（3）不要量体重。

（4）不要认为坚持吃无脂食品就可以毫无顾忌的大吃大喝。

（5）坚持吃早餐和午餐。

（6）要让自己有成就感。

（7）要有不怕胖的心态。

（8）要有十足的信心和毅力。

（八）脑血栓

1.定义 脑血栓形成是指在颅内外供应脑部的动脉血管壁发生病理性改变的基础上,在血流缓慢、血液成分改变或血黏度增加等情况下形成血栓,致使血管闭塞。

最常见的病因为动脉粥样硬化。糖尿病,高脂血症和高血压等可加速脑动脉粥样硬化的发展。脑血栓形成的好发部位为颈总动脉,颈内动脉、基底动脉下段、椎动脉上段,椎-基底动脉交界处,大脑中动脉主干,大脑后动脉和大脑前动脉等。其他病因有非特异性动脉炎、钩端螺旋体病、动脉瘤、胶原性疾病、真性红细胞增多症和头颈部外伤等。

2.信号

(1)近期出现手足麻木或软弱无力,手中拿东西忽然落地。

(2)突然出现短暂性的双目失明或视物模糊。

(3)忽然失语或吐字不清,或说话困难,但却"心里明白",即意识清楚,而且很快恢复正常,不留任何痕迹。

(4)时常头晕,有时甚至晕倒在地,但又迅速清醒过来。

(5)近期出现记忆障碍,尤其是近期记忆力明显减退,乃至完全遗忘。

(6)原因不明的智力减退,注意力不集中,思考问题感到费力,工作效率低下。

(7)通过查眼底可检查出脑动脉硬化或高血压,或血脂、血黏度增高,脑血流图有供血不足的改变者,则近期更可能发生脑血栓。

3.饮食原则

(1)限制脂肪摄入量:每日膳食中要减少总的脂肪量,增加多不饱和脂肪酸,减少动物脂肪,使 P/S 比值达到 1.8 以上,以减少肝脏合成内源性胆固醇。烹调时不用动物油,而用植物油,如豆油、花生油、玉米油等,用量每人每日 25 克,每月在 750 克以内为宜。要限制食物的胆固醇,每日每人应在 300 毫克以内,也就是说,每周可吃 3 个蛋黄。

(2)控制总热能:如果膳食中控制了总脂肪的摄入,血脂是会下降的,肥胖或超重患者的体重也会下降,最好能够达到或维持理想体重,这

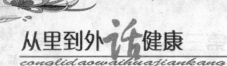

样对全身各内脏的生理功能有益。

(3)适量增加蛋白质:由于膳食中的脂肪量下降,就要适当增加蛋白质。可由动物瘦肉,去皮禽类提供,可多食鱼类,特别是海鱼,每日要吃一定量的豆制品,如豆腐、豆干,对降低血液胆固醇及血液黏滞度有利。

(4)限制精制糖和含糖类的甜食:包括点心、糖果和饮料的摄入。随着饮料工业的发展,各种含糖饮料不断增加,当过多饮用含糖饮料后,体内的糖会转化成脂肪,并在体内蓄积,仍然会增加体重、血糖、血脂及血液黏滞度,对脑血栓的防治极为不利,所以也要控制饮料的应用。如脑血栓的病人同时患有糖尿病并应用降糖药而产生低血糖时,可适当饮用饮料以防止血糖继续下降,当一过性低血糖缓解后,就不要再饮甜饮料了。现在许多厂家生产保健型饮料,其中以低糖饮料为主。用一些甜味剂来替代蔗糖,受到了人们的欢迎,满足了喜甜食人的要求和口感。常见的甜味剂有阿斯巴甜,甜菊苷等。其甜度是蔗糖的几十倍,用量小,不产生热能、无毒、体内不吸收,能够从肾脏随尿液排出体外。许多动物实验证明,阿斯巴甜无致癌性。可以放在溶液和面点制作中。

(5)控制食盐用量:脑血栓的病人有的合并高血压病,食盐的用量要小,要采用低盐饮食,每日食盐 3 克,可在烹调后再加入食盐拌匀即可。

(6)注意烹调方法:如果在烹调中放入食盐,烹调出来的菜仍然很淡,难以入口。为了增加食欲,可以在炒菜时加一些醋、番茄酱、芝麻酱。食醋可以调味外,还可加速脂肪的溶解,促进消化和吸收,芝麻酱含钙量高,经常食用可补充钙,钙离子可增加血管内皮的致密性,对防止脑出血有一定好处。

(7)饮水量:脑血栓的病人要经常饮水,尤其在清晨和晚间,清晨饮水可冲洗胃肠道,水分入血液后,随活动以汗液和尿液的形式排出体外。晚间活动量小,睡眠前饮水的最大好处是可以稀释血液,防止血栓栓塞。

(8)要增加富含膳食纤维和维生素 C 的食物:其中包括粗粮、蔬菜和水果。有些食物,如洋葱、大蒜、香菇、木耳、海带、山楂、紫菜、淡菜、魔芋等有降脂作用。

(9)平时宜吃清淡、细软,含丰富膳食纤维的食物:宜采用蒸、煮、炖、熬、清炒、氽、熘、凉拌等烹调方法,不适宜煎、炸、爆炒、油淋、烤等方法。

4.调养方法

(1)睡前饮用1杯水有助于预防脑血栓:人的血液黏度一天中的规律:在早晨4～8点血黏度最高,以后逐渐降低,至凌晨达至最低点,以后再逐渐回升,至早晨再次达到峰值。这种规律性的波动在老年人表现得更为突出。此外,脑血栓的发病时间多在早晨至上午期间。

另外,深夜让老年人喝200毫升市售矿泉水,则早晨血黏度不仅不上升,反而有所下降。因此医学界普遍认为,晚上饮水的确可以降低血黏度,维持血流通畅,防止血栓形成,养成睡前饮水的习惯对预防脑血栓的发生会起到一定的作用。

(2)叩齿预防脑血栓:把上下牙齿整口紧紧合拢,且用力一紧一松地"咬牙切齿",咬紧时加倍用力,放松时也互不离开,每回做数十次紧紧松松地咬牙切齿。这样可以使头部、颈部的血管和肌肉、头皮及面部有序地处于一收一舒的动态之中,能加速脑血管血流循环,使已趋于硬化的脑血管逐渐恢复弹性,大脑组织血氧供应均充足,既能消除因血流障碍造成的眩晕,还有助于防止脑中风发生。

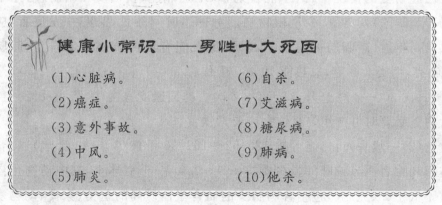

健康小常识——男性十大死因

(1)心脏病。　　　　　(6)自杀。

(2)癌症。　　　　　　(7)艾滋病。

(3)意外事故。　　　　(8)糖尿病。

(4)中风。　　　　　　(9)肺病。

(5)肺炎。　　　　　　(10)他杀。

(九)中风

1.定义　中风是以突然晕倒、不省人事,伴口角歪斜、语言不利、半身不遂,或不经昏仆仅以口歪、半身不遂为临床主症的疾病。因发病急骤,症状多端,病情变化迅速,与风之善行数变特点相似,故名中风、卒中。本病患病率和病死率较高,常留有后遗症;近年来患病率不断增高,发病年龄也趋向年轻化,因此是威胁人类生命和生活质量的重大疾患。

2.信号

(1)一过性黑矇。

(2)短暂性视力障碍。

(3)扭颈手麻症。

(4)短暂性脑缺血发作。

(5)伴有头痛、头晕、耳鸣现象。

(6)有一半以上的老年人发生鼻出血可能是中风的前兆。

(7)高血压患者如出现眩晕,其中风的发生率要比未出现此病者高出16倍。

3.调养方法

(1)重症病人:重症或昏迷病人在起病的2~3天之内如有呕吐、消化道出血应禁食,从静脉补充营养。3天后开始鼻饲,为适应消化道吸收功能,开始的几天内以米汤、蔗糖为主,每次200~250毫升,每天4~5次。在已经耐受的情况下,给予混合奶,以增加热能、蛋白质和脂肪,可用牛奶、米汤、蔗糖、鸡蛋、少量植物油。对昏迷时间较长,又有并发症者,应供给高热能、高脂肪的混合奶,保证每天能有蛋白质90~110克,脂肪100克,糖类300克,总热能10 460千焦(2 500千卡),总液体量2 500毫升,每次300~400毫升,每天6~7次。鼻饲速度宜慢些,防止反流到气管内。必要时可选用匀浆饮食或要素饮食。

(2)一般病人:热能可按125.52~167.36千焦(30~40千卡)供给,体重超重者适当减肥。蛋白质按1.5~2.0克/千克体重,其中动物蛋白质不低于20克/天,包括含脂肪少的而含蛋白质高的鱼类、家禽、动物瘦肉等,豆类每天不少于30克。脂肪不超过总热能的30%,胆固醇应低于300毫克/日。应尽量少吃含饱和脂肪酸高的肥肉、动物油脂,以及动物的内脏等。超重者脂肪应占总热能的20%以下,胆固醇限制在200毫克以内。糖类以谷类为主,总热能不低于55%,要粗细搭配,多样化。限制食盐的摄入,每天在6克以内,如使用脱水药或是利尿药可适当增加。为了保证能获得足够的维生素,每天应供给新鲜蔬菜400克以上。进餐应定时定量,少量多餐,每天4餐,晚餐应清淡易消化。

健康小常识——容易中风的十种人

(1)遗传因素。

(2)高血压。

(3)糖尿病。

(4)冠心病。

(5)一过性脑缺血。

(6)喝浓茶、大量吃甜食。

(7)肥胖,喜欢吃肉,有烟瘾和酒瘾的人。

(8)脾气急、暴躁者。

(9)老年人突然发生眩晕者。

(10)中医称之为血瘀证者。

六、泌尿、生殖系统

(一)前列腺炎

1.定义 前列腺炎是指前列腺特异性和非特异性感染所致的急、慢性炎症,从而引起的全身或局部症状。前列腺炎可分为非特异性细菌性前列腺炎、特异性细菌性前列腺炎(又称前列腺病)、特异性前列腺炎(由淋球菌、结核菌、真菌、寄生虫等引起)、非特异性肉芽肿性前列腺炎、其他病原体(如病毒、支原体、衣原体等)引起的前列腺炎、前列腺充血和前列腺痛。

由于精囊和前列腺在解剖上是邻居,精囊的排泄管和输精管的末端汇合成射精管,射精管穿过前列腺进入尿道,故前列腺炎常常合并有精囊炎。按照病程可分为急性前列腺炎和慢性前列腺炎,其中急性前列腺炎是由细菌感染而引起的急性前列腺炎症。

急性前列腺炎可有恶寒、发热、乏力等全身症状;局部症状是会阴或耻骨上区域有重压感,久坐或排便时加重,且向腰部、下腹、背部及大腿等处放射,若有小脓肿形成,会导致疼痛加剧而不能排尿;尿道症状为排尿时有烧灼感、尿急、尿频,可伴有排尿终末血尿或尿道脓性分泌物;直肠症状为直肠胀满、便急和排便感,大便时尿道口可流出白色分泌物。

慢性前列腺炎分为细菌性前列腺炎和前列腺病。慢性细菌性前列腺炎常由急性前列腺炎转变而来;前列腺病常由病毒感染、泌尿系结石、前列腺慢性充血等引起。性交中断、性生活频繁、慢性便秘均是前列腺充血的原因。

前列腺增生,即平素常说的前列腺肥大,是老年男性的常见病。据报道,60岁以上的男性中约有50%患此病,而70岁以上患病率高达88%,若从增生角度统计,患病率几乎达100%。在我国真正给人们带来麻烦,患病率又居高不下者主要是前列腺炎和前列腺增生这两种病。

2. 信号

(1)尿频、尿痛和小便淋漓不尽。

(2)排尿时有白色分泌物或血尿。

(3)感到会阴、精索、睾丸,耻骨联合上或小腹胀痛,有时下腰酸痛。

(4)急性期有发热、寒战等。

(5)性功能紊乱,如早泄、阳痿,性欲减退或射精疼痛等。

3. 说明

(1)有第1~3项者,基本确定为前列腺炎。

(2)有第2~4项者,为急性期,应抓紧治疗。

(3)有第5项者,可作参考。

4. 预防

(1)禁饮烈酒,少食辛辣肥甘之品,少饮咖啡,少食柑橘、橘汁等酸性强的食品,并少食白糖及精制面粉。

(2)多食新鲜水果、蔬菜、粗粮及大豆制品,多食蜂蜜以保持大便通畅,适量食用牛肉、鸡蛋。

(3)服食种子类食物,可选用南瓜子、葵花子等,每日食用,数量不拘。

(4)绿豆不拘多寡,煮烂成粥,放凉后任意食用,对膀胱有热,排尿涩痛者尤为适用。

(5)不能因尿频而减少饮水量,多饮水可稀释尿液。

5.调养方法

(1)车前草糖水:车前草 100 克(鲜品 400 克),竹叶心 10 克(鲜品 30 克),生甘草 10 克,红糖适量。制作时,先将车前草、竹叶心、生甘草同放进沙锅内,加进适量清水,用中火煮水,煮 40 分钟左右,放进红糖,稍煮片刻即可,每天代茶饮用。

(2)灯心草苦瓜汤:灯心草 6 扎,鲜苦瓜 200 克。制作时,先将苦瓜洗净除瓤和瓜核,切成小段,与灯心草一同煎汤饮用。

(3)冬瓜海带薏苡仁汤:每次用鲜冬瓜(连皮)250 克,生薏苡仁 50 克,海带 100 克。制作时,先将冬瓜洗净切成粗块,生薏苡仁洗净,海带洗净切成细片。将以上三物同放进沙锅内,加适量清水煮汤食用。

(4)公英银花粥:蒲公英 60 克,金银花 30 克,大米 100 克,砂糖适量。制作时,先将蒲公英、金银花同放进沙锅内,加适量清水煎汁,然后去渣取药汁,再加入大米煮成稀粥。粥成后加入砂糖。每日 2 次食用。

(5)土茯苓粥:土茯苓 30 克(鲜品 100 克),大米 100 克。制作时,先将土茯苓洗净,去外皮,切成片(已晒干并切成片的,可免此工序),放进沙锅内,用中火煎煮 30~40 分钟,取汁。将大米加入土茯苓煎汁中,用中火煮粥。每天食 1~2 次。

慢性前列腺炎的症状轻重不一,轻者可无症状,但大多数患者可感到会阴部或直肠有疼痛或不适感。疼痛可放射至腰骶部或耻骨、睾丸、腹股沟等处,可有排尿不适、排尿灼热感、尿道口常有乳白色分泌物等症状。

(6)泥鳅炖豆腐：活泥鳅 500 克，鲜豆腐 250 克，食盐、姜、味精各适量。制作时，先将泥鳅剖开，去鳃及内脏，洗净放入炖盅内，加上食盐、生姜、清水各适量。先用武火烧开后，再用文火清炖至五成熟。然后，加豆腐块于炖盅内，再用文火炖至泥鳅肉熟烂，加调料即可佐餐食用。

(7)白玉兰猪瘦肉汤：鲜白玉兰(白兰花)30 克(干品 10 克)，鲜猪瘦肉 150 克。制作时，先将猪瘦肉洗净切块，与白玉兰同放入沙锅内，加进适量清水，用中火煲汤。汤成后，加食盐少许调味即可。

(8)芪茅饮：生黄芪 30 克，白茅根 30 克(鲜品 60 克)，肉苁蓉 20 克，西瓜皮 60 克(鲜品 200 克)。制作时，先将黄芪、白茅根切段，与肉苁蓉、西瓜皮同放进沙锅内，用中火煮汤饮用，每日饮 2～3 次。

(9)参芪杞子粥：党参 30 克，黄芪 30 克，枸杞子 10 克，大米 100 克。制作时，先将党参、黄芪同放沙锅内，加适量清水，用中火煎汁。与此同时，将枸杞子、大米共放进另一锅内煮粥。待煮至粥半熟时，倒入参芪药汁再煮成粥，调味后早晚服食。

对于前列腺炎的饮食治疗，不管是急性前列腺炎还是慢性前列腺炎，在食物的选择上都应多选用清凉、清补的食品。忌食或少食煎炒油炸、辛辣燥热之物，咖啡、可可、烈酒等饮料和香烟都在戒禁之列。

健康小常识——不宜使用手机的八种人

(1)大脑尚未发育成熟的未成年人。

(2)大脑发生萎缩或功能衰退的老年人。

(3)癫痫患者。

(4)重度高血压、心脏病患者。

(5)孕妇。

(6)神经官能症、神经衰弱患者。

(7)白内障、甲亢、糖尿病患者。

(8)体内安装心脏起搏器或使用助听器的人。

（二）真菌性阴道炎

1. 定义　真菌性阴道炎是由于真菌感染引起的，治疗不当或治疗不彻底，会反复发作，且可以在夫妻间交叉感染，需要夫妻双方同时治疗。本病多为白色念珠菌感染所致。念珠菌常存在于人体皮肤、口腔、肠道及阴道内而无症状，最适宜繁殖的 pH 值为 5.5，当阴道上皮细胞糖原含量增多，阴道酸性增强时，或在机体抵抗力降低的情况下，即迅速繁殖引起炎症，故本病多见于孕妇、糖尿病患者及接受大量激素治疗的患者。此外，长期应用广谱抗生素，致体内菌群、菌种失调，或长期应用免疫抑制剂，使机体抗感染能力降低，或患者患有消耗性疾病及 B 族维生素缺乏时，均有利于念珠菌的繁殖而导致本病。

2. 信号

(1)外阴瘙痒，严重时使人坐立不安，影响工作和学习。

(2)用手骚挠后，局部糜烂、溃疡，更感到灼痛、尿痛、尿频。

(3)性交时疼痛加剧。

(4)阴道内分泌物增多，像白色豆腐渣一样。

(5)阴道壁充血、发红，表现有斑点样的白膜。

3. 说明

(1)有上述第 1～4 项，应去医院化验检查，找到白色念珠菌即可确诊。

(2)有第 5 项症状与滴虫性阴道炎症状基本相似，但治疗方法正好相反，所以须确诊后再用药。

4. 预防

(1)治疗期间，性伴侣也要检查，发现问题也要治疗。

(2)内衣内裤要单独洗，最好用开水煮五分钟以上(这个方法可防止多种病原体反复感染)。

(3)增强体质，注意休息，其次需要到正规医院进行正规的疗程治疗。因为真菌性阴道炎容易复发，所以一般治疗后需要复查 3 次白带常规，结果都是阴性就表示临床治愈。治疗方法一般是局部治疗结合全身治疗。

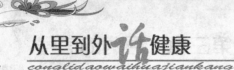
5.调养方法

(1)用苏打粉水溶液冲洗并坐浴5~10分钟,然后塞制霉菌素泡腾片,每晚都必须坚持,效果很好。

(2)用中药金银花10克,一枝黄花15克,竹节菜15克,石韦10克,灯心草20克,车前草10克,黄柏15克。水煎代茶饮,每日1剂。也可用药渣加水再煎,取汤冲洗阴道。

(3)经常吃大蒜头与大蒜制剂(如蒜油丸)、酸奶(指含有乳酸菌、双歧杆菌等有益菌的酸奶),有助于预防真菌性阴道炎。每日1剂,连服数日。

(4)椿白皮、白鲜皮、黄柏各适量。加水适量煎取。本方能清热利湿。

(5)白扁豆、白术、冰糖各适量。白术用袋装与扁豆煎汤后去袋,入冰糖,喝汤吃豆。

(6)扁豆花、怀山药各适量。取含苞未开的扁豆花晒干,研末备用;用怀山药,每日早晚煮大米粥,粥成调入花末,煮沸后即可食用。本方具有健脾利湿的功效。

 健康小常识——全球十大致命疾病

(1)心脏病。

(2)恶性肿瘤。

(3)脑血管病变。

(4)胃肠炎(包括痢疾)。

(5)流行性感冒及肺炎。

(6)支气管炎(包括肺气肿和哮喘)。

(7)糖尿病。

(8)肝硬化。

(9)结核病。

(10)感染性疾病及外伤。

（三）滴虫性阴道炎

1. 定义　滴虫性阴道炎是妇科常见的疾病,它是由阴道毛滴虫引起的,滴虫通过性交可直接传给女方,滴虫不仅寄生于阴道内,亦可寄生于泌尿道下部(尿道及尿道旁腺)及子宫颈管内。主要症状为:外阴和阴道瘙痒、有灼热感,甚至疼痛,同时白带增多,呈黄白色脓性、泡沫状,有臭味。

2. 信号

(1)阴道分泌物增多,呈泡沫状,乳白色或黄色,有特殊臭味。

(2)阴道黏膜水肿,充血或者出血点。

(3)外阴瘙痒,灼热,刺痛,性交疼痛。

(4)尿路受到感染,出现尿痛、尿频,有时有血尿。

(5)全身无力,腰酸及下腹疼痛。

3. 说明

(1)凡有前 2 项,应引起注意。

(2)凡有前 4 项,应抓紧治疗。

(3)凡有第 5 项只有少数人发生。

(4)也有感染滴虫而无上述症状的带虫者。

4. 预防

(1)消灭传染源:由于本病极易感染,流行极广,而且有相当比例的健康带虫者。因此,应尽可能做到对妇产科门诊及住院患者常规进行白带毛滴虫检查,争取早期发现和及时治疗,消灭传染源。要达到防治目的,更应在工厂、学校、乡镇企业和居民中,定期开展普查和治疗,并要注意对患者配偶的防治。

(2)杜绝传播途径:改善公民生活福利,提倡淋浴,废除公共浴池,改坐便式所为蹲式,严禁滴虫患者入游泳池,不出租公共游泳衣及毛巾。医院用过的检查器械及被服应严格消毒,检查台上的消毒巾,必须每人一块,用过随即更换。

(3)个人生活卫生

①提倡淋浴,尽量少洗浴池。由于滴虫在外界环境中有很强的生存

能力,而 40℃ 左右的浴池温度正是滴虫最适合生长的温度,因此很容易发生交叉感染。家中的浴盆使用后也要清洗干净。排便时尽量不使用公共厕所的坐式马桶。不借穿他人的内裤、泳衣。不到消毒不好的游泳池去游泳。

②配偶患生殖道滴虫病时要减少或最好不进行性生活。性生活时要使用安全套。

③清洗个人内裤要用单独的盆具。患者的内裤及毛巾要煮沸消毒。

5. 调养方法

(1)鲜鸡冠花 500 克,鲜藕汁 500 毫升,白糖 500 克。将鲜鸡冠花洗净,加水适量,煎煮 3 次,每次 20 分钟。合并 3 次煎液,再继续以文火煎煮浓缩,加入鲜藕汁,加热至黏稠时,倒入白糖,停火,混匀晒干,压碎,装瓶备用。每次 10 克,以沸水冲化顿服,每日 3 次。

(2)茯苓粉 30 克,车前子 30 克,粳米 60 克,白糖适量。将车前子布包,入沙锅,加水适量,煎汁去药包,将药汁同粳米、茯苓粉共煮粥,加白糖即可服用。每日 1 剂,连用 5~7 为 1 个疗程。

 健康小常识——中国健康日

(1)3 月 3 日,中国爱耳日。

(2)4 月 15~22 日,中国预防癌症宣传周。

(3)4 月 25 日,计划免疫宣传日。

(4)5 月 20 日,学生营养日。

(5)6 月 6 日,爱眼日。

(6)9 月 20 日,爱牙日。

(7)10 月 8 日,中国高血压日,5 月 17 日,世界高血压日。

(8)10 月 28 日,男性健康日。

七、运动系统

运动控制系统简称运动系统。纹状体、小脑与丘脑腹前核、腹外侧核构成的系统与运动感觉、运动控制有关,称为运动系统。

运动系统还包括大脑运动区(大脑皮质 4 区、6 区)。大脑前额叶、联络区是下丘脑感觉的活动场所,大脑有纤维投射到纹状体、小脑,纹状体、小脑从这里获得运动意愿,根据这一意愿进行交换,激活样本,在点亮运动感觉的同时,将样本映射到大脑的运动区,大脑做进一步交换。

当确定要执行这个运动意愿,大脑运动区释放样本到脑干、脊髓,再到运动器官,产生运动。

(一)腰肌劳损

1. 定义 腰肌劳损是指腰部肌肉、筋膜与韧带等软组织的慢性损伤,是腰腿痛中最常见的疾病,又称为功能性腰痛、慢性下腰劳损等。

2. 信号

(1)腰部长时间疼痛,呈酸胀不适感。

(2)疼痛时轻时重,阴雨寒冷天加重。

(3)稍活动后减轻,劳累后加重。

(4)夜间难以入睡,晨起时疼痛加剧。

(5)腰腿酸困无力。

3. 说明

(1)有前 3 项,病情较轻。

(2)上述症状都有者,病情较重应抓紧治疗。

4. 调养方法

(1)针刺取穴:肾俞、志室、气海俞、命门、腰阳关、次髎、委中等,针刺后可在腰部穴加拔火罐,以散瘀温经止痛。隔日 1 次,10 次为 1 个疗程。

(2)耳针治疗:耳针刺腰骶区、神门区、肾区等,可稍做捻转,两耳同刺,留针 10 分钟,隔日 1 次,可连做 2~3 次。

(3)当归苏木汤:当归 12 克,苏木、桃仁、地龙各 9 克,官桂、麻黄、黄柏、甘草各 6 克。水煎,每日 1 剂,饭前分 2 次服,15 日为 1 个疗程。服药 2 个疗程,治愈率达 92%。

(4)首乌苡仁汤:制何首乌 180 克,薏苡仁 20 克,白酒 750 毫升。药浸酒内 15 天,去渣取液,每服 30 毫升,每日 2 次。用药 1～2 剂,有效率为 82.5%。

(5)循经按揉法:患者俯卧位,医者站于一侧,先用擦、按揉法,沿两侧膀胱经由上而下往返施术 3～5 遍,用力由轻到重。然后用双手拇指按揉肾俞、腰阳关、大肠俞、八髎等穴,以酸胀为度,并配合腰部后伸被动运动数次。

(6)解痉止痛法:医者用点压、弹拨手法施术于痛点及肌痉挛处,反复 3～5 遍,以达到提高痛阈,松解粘连,解痉止痛的目的。

(7)调整关节紊乱:患者侧卧位,医者面向患者站立,施腰部斜扳法,左右各 1 次;再取仰卧位,双下肢屈膝屈髋,医者抱住患者双膝做腰骶旋转,顺、逆时针方向各 8～10 次,然后做抱膝滚腰 16～20 次,以调整腰骶关节。

(8)整理手法:患者俯卧位,医者先用擦、揉法在腰臀及大腿后外侧依次施术,往返 3～5 遍,并点按秩边、委中、承山等穴,然后用手掌小鱼际直擦腰背两侧膀胱经,横擦腰骶部,以透热为度,最后用五指并拢,腕部放松,有节律地叩打腰背及下肢膀胱经部位,用力由轻到重,以患者能耐受为度。

(9)辅助治疗:功能锻炼,加强腰背伸肌锻炼,如仰卧位拱桥式锻炼,俯卧位的飞燕式锻炼,早晚各 1 次,每次各做 20～30 下。有利于腰背肌力的恢复。

(10)锻炼:每天早晨起床后双手掌根放在腰部的骶棘肌上向下推 50 次,再做擦八髎穴 50 次。睡觉前再做 1 次。俯位背起分 6 组,每组 12 次。

(11)按穴法:按揉肾俞、腰俞、委中、阿是穴,每穴 2 分钟。

(12)叩击法:两手半握拳,在腰部两侧凹陷处轻轻叩击,力量要均匀,不可用力过猛,每次叩击 2 分钟。

(13)腰部按摩:两腿齐肩宽站立,两手背放在背部,沿腰两侧骶棘肌上下按摩100次,以腰部感觉发热为度。

(14)腰部旋转法:双手叉在腰部,两腿分开与肩同宽,腰部放松,呼吸均匀,做前后左右旋转摇动,开始旋转幅度要小,逐渐加大,一般旋转80～100次。

(15)弹拨法:弹拨痛点10～20次,然后轻轻揉按1～2分钟。

健康小常识——七种益于健康的常识

(1)糠渣:延寿剂,需早上饮用。

(2)米汤:心脏健康饮料。

(3)黄瓜:自然界最好的利尿剂。

(4)山核桃:补心及预防心脏病的佳品。

(5)生物黄铜饮料:将整个橘子用搅拌器压碎即可。

(6)有助于美容的动物性食品:牡蛎、羊肉、乳酪、鲑鱼;美容水果:刺梨、香蕉;美容蔬菜:豆芽、芦笋、洋葱;美容主食:粗食,多吃土豆。

(7)铁锅:医学家把铁锅誉为人体的补铁剂。

（二）肩周炎

1.定义　肩周炎是肩关节周围炎的简称,又称"五十肩"、"漏肩风"。肩周炎,是一种肩关节周围软组织与关节囊发生慢性退行性病理变化的疾病。多见于50岁左右的中年人,故俗称"五十肩",是影响中老年人健康的常见病和多发病。

2.信号

(1)肩部疼痛难忍,尤以夜间为甚。

(2)睡眠中常因患肩受压而突然惊醒。

(3)肩关节活动受阻,梳头、洗脸、穿衣等感到困难,干活时不敢用力。

(4)病情加重时,生活不能自理。

（5）患肢肌肉萎缩，患肩比健肩高耸，短窄，肩周围有压疼感。

3.说明

（1）有前3项者，早期发病症状，应抓紧治疗。

（2）有后3项者，病情加重，应引起注意。

（3）肩周炎虽不是危重急症，但无特效药物可治，所以要认真对待。

4.保健措施

（1）注意肩关节局部保暖，随气候变化随时增减衣服，避免受寒受风及久居潮湿之地。

（2）避免过度劳累，避免提重物，注意局部保暖。

（3）要加强身体各关节的活动和户外锻炼，注意安全，防止意外损伤。

（4）老年人要加强营养，补充钙质，如吃乳制品、鸡蛋、豆制品、骨头汤，黑木耳等，或口服钙制剂。

（5）急性期不宜做肩关节的主动活动，可采用热敷、拔火罐、轻手法推拿按摩等方法综合治疗，注意热敷时不要烫伤。

5.调养方法

（1）追风酒：追骨风30克，酒60毫升。追骨风入酒内浸泡5日。分数次内服。

（2）姜葱糊：老生姜1 000克，葱子500克，甜酒250毫升。将二味药捣烂后，炒热加酒，敷痛处。

（3）花茴姜葱糊：生姜500克，大葱根50克，花椒250克，小茴香100克，白酒150毫升。先把生姜和葱根切碎，捣成泥浆，小茴香和花椒捣成面，然后将四味混在一起搅匀，置于铁锅中用文火炒热，加白酒搅和，再装入纱布袋中，敷于患处。温度以能耐受为度，上盖毛巾，再盖上棉被，使之发汗。第二天药袋用锅炒热继续用，不必换药，此药袋可加酒。每晚1次，坚持治疗定有疗效。连敷1个月见效，一般需敷用81天。

（4）桑枝大枣粥：桑枝30克，大枣10枚，大米50克。将桑枝水煎取汁，加大米、大枣煮粥，每日2次，作中、晚餐服用。

（5）当归二枝粥：当归、桂枝各10克，桑枝30克，大米100克。将诸

药水煎取汁,加大米煮为稀粥服食,每日 2 次。

(6)葛根桂枝苡仁粥:葛根 30 克,桂枝 15 克,薏苡仁 30 克,粳米 60 克,食盐适量。先将葛根、桂枝加适量水煮沸 30 分钟去渣取汁,再将薏苡仁、粳米放入药汁中,煮沸后用文火慢熬,至米烂粥熟时加食盐调味,分 2 次温服,每日 1 剂。

(7)当归血藤鸡蛋汤:全当归、鸡血藤各 15 克,木香、陈皮、赤芍各 10 克,桑枝 20 克,鸡蛋 1 枚。将鸡蛋与诸药同煮,待蛋熟后去壳再煮 5～10 分钟,食蛋饮汤,每日 3 次,每次 1 个,连服 5～7 天。

(8)归参羊肉汤:当归、党参、川芎、白芍各 10 克,桑枝、羌活各 15 克,甘草 5 克,羊肉 500 克,调料适量。将羊肉洗净切块,诸药布包,加水同炖至羊肉熟后,去药包,再加食盐、味精、葱、姜、辣椒等调味,煮沸服食。

(9)附桂猪蹄汤:附片 10 克,桂枝 10 克,桑枝 30 克,羌活 15 克,猪蹄 1 对,调料适量。将猪蹄去毛杂洗净剁块,诸药布包,加水同炖至猪蹄熟后,去药包,加食盐、味精、胡椒等调味,煮沸服食。

(10)芪归炖鸡:黄芪 30 克,当归 20 克,童仔鸡 1 只,生姜、食盐各适量。先将童仔鸡宰杀去毛及内脏后洗净,再将黄芪、当归、生姜洗净放入鸡腹中,入沙锅内加适量水及食盐,用小火慢炖 2 小时,吃鸡肉喝汤,3 天 1 剂。

健康小常识——延年益寿八律

(1)吃饭务必定时。

(2)每天吃早饭。

(3)每天睡足 8 小时。

(4)保持正常体重,不超重也别太轻。

(5)不吸烟(包括不被动吸烟)。

(6)饮少量的酒,每日 1～2 杯。

(7)正常运动。

(8)心情乐观,处事豁达。

（三）腱鞘炎

1.定义 腱鞘就是套在肌腱外面的双层套管样密闭的滑膜管，是保护肌腱的滑液鞘。它分两层包绕着肌腱，两层之间一空腔即滑液腔，内有腱鞘滑液。内层与肌腱紧密相贴，外层衬于腱纤维鞘里面，共同与骨面结合，具有固定、保护和润滑肌腱，使其免受摩擦或压迫的作用。

腱鞘具有维持手指的正常屈伸和肌腱滑动的功能。当手部固定在一定位置做重复、过度活动时，使肌腱和腱鞘之间经常发生摩擦，以致水肿、纤维性变，引起内腔狭窄。由于肌腱在腱鞘内活动时，通过的径道狭窄，从而出现疼痛和运动障碍，这就是腱鞘炎，又有狭窄性腱鞘炎之称。

2.信号

（1）患指屈伸不便，尤以早晨为明显，但活动几下后即可好转。

（2）局部有压痛和硬结。

（3）严重时可产生弹响，患指屈而难伸，伸而不能屈。

（4）在桡骨茎突突出处有疼痛，压痛和局部性肿胀，有时可触及硬块。

（5）拇指活动困难，以晨间较为明显，偶尔有弹响。

3.说明

（1）有前 3 项者，属屈肌腱腱鞘炎。

（2）有后 2 项者，为桡骨茎突腱鞘炎。

（3）上述 5 项都有者，两种均有可能存在。

4.调养方法

（1）用温水洗手：在脸盆内倒上热水，将手浸泡其中，水的热度以手能耐受为度。同时预备一暖瓶开水，盆中的水不够热时，随时对入开水，以保持水温。每天泡 2 次，每次 20～30 分钟。还要适时活动手，并自行按摩。得了此病，贵在早治，以免迁延成慢性。

（2）旋转手腕：当刺痛开始时，可以做些温和的手部运动以缓解疼痛。旋转手腕是简单的运动之一。转动手腕约 2 分钟。可以运动所有的腕肌肉，恢复血液循环，并消除手腕的弯曲姿势，此弯手姿势常引起手腕痛等症状。

（3）抬起手臂：抬起手,高过头部,一边旋转手臂,一边旋转手腕。如此帮助你的肩膀、颈部、上臂调整位置,并缓解压力及张力。

（4）转动头颅：工作间隙应休息一会儿,将手摆在桌面,旋转头部2分钟。向前及向后活动脖子,用头点两肩,扭一扭脖子,看左肩、看右肩。

（5）定时运动：每天运动及松弛所有酸痛肌肉是很重要的,即使你未感觉疼痛。前面介绍过的局部运动,每天至少应练习4次。

（6）将手抬高：当你休息时,避免使手低于肩膀。以桌面支撑手肘,或将手肘靠在椅把上。保持手朝上。这是有益的休息姿势。

（7）握拳练习：轻轻握起拳头,然后张开,将手指伸直。如此反复练习有助于缓解刺痛。

（8）避免手臂下垂：睡觉时,保持手臂靠近身体,且手腕不弯曲。假使让手垂在床边,将增加手的压力。

（9）小心使用工具：使用工具时,勿将压力集中于手腕基部。尽量使用手肘及肩膀。

健康小常识——人生十戒

一戒暴饮暴食。二戒狂喜狂妄。

三戒无所事事。四戒斤斤计较。

五戒心情急躁。六戒悲观失望。

七戒固执己见。八戒自不量力。

九戒大话连篇。十戒自欺欺人。

八、内分泌系统

（一）糖尿病

1.定义　糖尿病是最常见的慢性病之一,它是典型的内分泌严重失调的疾病。随着人们生活水平的提高,人口老龄化,以及肥胖患病率的增加,糖尿病的患病率呈逐年上升趋势。糖尿病在我国的患病率已经超过 2%。据有关机构统计,我国已经确诊的糖尿病患者高达 4 000 万,并且每年以 120 万的速度递增。

糖尿病是由遗传和环境因素相互作用而引起的常见病,临床以高血糖为主要标志,常见症状有多饮、多尿、多食及消瘦等。糖尿病若得不到有效的治疗,可导致身体多系统的损害。引起胰岛素绝对或相对分泌不足,以及靶组织细胞对胰岛素敏感性降低,引起蛋白质、脂肪、水和电解质等一系列代谢紊乱综合征,其中以高血糖为主要标志。临床典型病例可出现多尿、多饮、多食、消瘦等表现,即"三多一少"症状。

2. 信号

(1)起病缓慢,偶有急性发病。

(2)典型症状为"三多一少",即吃、喝、尿多,体重减少。

(3)消瘦、疲乏、无力。

(4)皮肤或会阴瘙痒,有反复皮肤感染。

(5)经检查血糖升高及糖尿。

(6)严重时出现酮尿、酸中毒,昏迷及其他并发症,如动脉硬化、高血压,周围神经炎,视网膜变性等。

3. 说明

(1)有前 2 项者,可做进一步检查。

(2)有第 3~4 项者,可作参考。

(3)有后 2 项者,应抓紧到医院治疗。

4. 调养方法

(1)心理治疗:很多人认为,糖尿病的治疗主要是饮食、运动,以及药物治疗。其实,心理治疗对糖尿病的控制非常重要。乐观稳定的情绪有利于维持病人内在环境的稳定,而焦虑的情绪会引起一些应激激素,如肾上腺素、去甲肾上腺素、肾上腺皮质激素及胰高血糖素的分泌,从而拮抗胰岛素,引起血糖升高,使病情加重。正确的精神状态和对疾病的态度应该是在医生正确指导下,发挥主观能动性,学习防治糖尿病知识,通过尿糖和血糖的监测,通过心理治疗的配合,达到有效的控制和防治糖尿病的目的。

(2)运动治疗:运动疗法是依据患者的功能情况和疾病特点,利用体育锻炼防治疾病、增强机体抵抗力,帮助患者战胜疾病,恢复健康的有效方法。运动给身体带来的好处将在下面列举的锻炼法中具体阐述。在糖尿病的治疗中,运动疗法是一个重要组成部分,尤其对于老年患者、肥胖患者更为重要。

(3)民间偏方

①小海蚌取肉,捣烂炖熟,每日数次温服。

②大田螺20个,养于清水盆中,漂去泥沙,取出田螺肉加黄酒半小杯,拌和,再以清水炖熟,饮汤,每日1次。

③洋葱炒黄鳝。黄鳝2条,洋葱2个。将黄鳝去肠杂切块,洋葱切片。起油锅,先放入黄鳝煎熟,再放入洋葱,翻炒片刻,加食盐、酱油、清水少量,焖片刻,至黄鳝熟透即可。具有理气健脾,降糖降脂的功效。本方适用于糖尿病并发高脂血症。洋葱有降血糖作用。黄鳝有"黄鳝鱼素",对高血糖者具有类似胰岛素的降血糖作用,对血糖过低者又有升高血糖至正常的作用。两味相伍,能健脾、降糖,且味鲜香可口。

有肝胆湿热者,即有右胁疼痛、发热口渴、面目黄疸、胃脘微胀、饮食少、小便短黄,不宜食用本食谱。

④山药小麦粥。怀山药60克,小麦60克,粳米30克,加水适量,武火煮沸后,文火煮至小麦熟烂即可。具有养心阴,止烦渴的功效。本方适用于糖尿病心阴虚者,可见有心烦口渴、多饮多食、小便频数量多等表现。小麦为高纤维食物,能明显降低血糖。

⑤怀山黄芪茶。怀山药30克,黄芪30克,煎水代茶。黄芪性味甘,微温。能使白细胞的吞噬能力增强,故能增强机体的抵抗力,有补气止汗、利水消肿作用,并能抑制糖原,与怀山药同用,益气生津、健脾补肾、涩精止遗、降糖,对糖尿病脾胃虚弱者较为适宜。

⑥山药熟地瘦肉汤。怀山药30克,熟地黄24克,泽泻9克,小茴香

3 克,猪瘦肉 60 克,加清水适量,武火煮沸后,文火煮 1 小时即可。具有滋阴固肾,补脾摄精的功效。本方适用于糖尿病脾肾俱虚者,症状有小便频数量多、尿浊如米泔水样、困倦乏力、大便稀溏。熟地黄性味甘、微温。功能生精补髓,滋阴固肾。用于糖尿病肾虚者。药理证实,本品有降血糖作用。泽泻利水不伤肾,药理证实其有降血糖作用。小茴香辛香,能开胃,与熟地黄配伍,防熟地黄之呆胃及甜腻。

⑦枸杞叶蚌肉汤。胡萝卜 60 克,蚌肉 100 克,加清水适量,文火煮 1 小时,放入洗净的鲜枸杞叶 60 克,煮沸片刻即可食用。具有养肝明目,清热止渴的功效。本方适用于糖尿病视力下降,肝阴虚损者,可有视物模糊、视力下降、心烦易怒、失眠多梦、口渴多饮、形体消瘦。枸杞叶能清热明目,治肝虚目暗,又能除烦止渴。胡萝卜性味甘凉,补肝明目、清热止渴,因含高纤维素,有降血糖及降血脂等作用。蚌肉性味甘咸,微寒,具有养肝明目及清热止渴的功效。本汤最适宜糖尿病目暗属肝虚有热者食用。

糖尿病属脾肾阳虚、形体虚胖、舌胖而淡、苔白厚腻、脉沉迟者不宜饮用本汤。

⑧杞子炖兔肉。枸杞子 15 克,兔肉 250 克,文火炖熟。方中枸杞子有降血糖和胆固醇的作用,有滋补肝肾,益精明目功效。兔肉有补中益气,健脾止渴作用。两味合用,滋养肝肾,健脾止渴。适合糖尿病偏于肝肾不足者。

健康小常识——怎样判断自己患了糖尿病

(1)典型特征:"三多一少"。所谓"三多"即是吃得多,喝得多,尿得多。"一少"即是体重减轻,身体消瘦。

(2)糖尿病的正常值:空腹静脉血血浆葡萄糖正常浓度为 3.9～6.1 毫摩/升(70～110 毫克/分升)。若胰岛素分泌能力不低于正常的 25%,空腹血糖多为正常或轻度升高,故多次空腹血糖高于 7.7 毫摩/升(140 毫克/分升)可以诊断糖尿病,但空腹血糖正常不能排除糖尿病。

餐后 2 小时,如果高于 11.1 毫摩/升(200 毫克/分升)可以诊断糖尿病,如果仅 9.5 毫摩/升(190 毫克/分升)克应再次检查诊断。

(3)世界卫生组织糖尿病诊断暂行标准:血糖值毫摩/升(毫克/分升),静脉全血静脉血浆;糖尿病,空腹≥6.7(120)~≥7.8(140),葡萄糖负荷后 2 小时≥10.0(180)~≥11.1(200),葡萄糖耐量异常,空腹<6.7(120)~<7.8(140),葡萄糖负荷后 2 小时≥6.7(120)~<10.0(180)≥7.8(140)~<11.1(200)。

(二)甲状腺功能亢进

1.定义 甲状腺功能亢进俗称"甲亢",是甲状腺功能过分活跃的一种疾病。这种病症发于甲状腺分泌过多激素,导致代谢速率过快。身体的各种反应,包括消化过程均加速进行。有时会发生吸收不良,因此适当的饮食非常重要。此病病因至今不明。

2.信号

(1)尽管食欲增加但体重减轻。

(2)心率增加,血压升高,烦躁,多汗。

(3)肠蠕动增加,有时伴腹泻。

(4)肌无力,手震颤。

(5)发热,易激动或者谵妄,脉搏加速,说明有甲状腺危象(一种突发且危险的甲亢并发症)。

(6)甲状腺肿大及头晕、声音嘶哑或吞咽困难,这是由于甲状腺可能压迫了颈静脉、气管、食管或是控制喉部的神经。这种肿物应及时治疗,通常需要手术切除。

3.说明

(1)出现前 2 项者,应引起注意。

(2)出现中间 2 项者,要加强防范。

(3)出现后 2 项者,应抓紧去医院检查。

4. 预防

(1) 注意休息：在疾病发作期应注意休息，避免劳累，并保持乐观。

(2) 避免刺激患者：甲亢患者容易神经紧张、心情烦躁，家人应多给予关心，对患者病态的情绪要给予理解，不要刺激患者加重病情。

(3) 多吃下列蔬菜：绿花椰菜、甘蓝菜芽、甘蓝、白花椰菜、芥末叶、黄色大芜菁、大豆、菠菜、芜菁，这些食物有助于抑制甲状腺制造甲状腺激素。

(4) 多吃海藻：海藻富含碘，甲状腺有吸收碘的能力，大剂量的碘进入甲状腺内能够破坏甲状腺，达到与切除甲状腺相同的目的。因此，碘可用来治疗甲亢。年龄在 20 岁以下，怀孕或哺乳期及有活动性肺结核或严重肝、肾功能障碍者禁用。

(5) 避免刺激物：至少 3 个月禁吃乳制品，也避免刺激物、咖啡、茶、尼古丁、汽水等。臭豆腐中所含的物质会加重病情，甲亢病人应慎食。

(6) 多吃花生和凉性食物：花生有益于甲亢患者，可以常吃。有火旺表现者，可多食西瓜、菜豆、芹菜、金针菜等凉性食物。有阴虚内热表现者，可食用桑葚、甲鱼、木耳、百合、枸杞子、鸭肉等食物。

(7) 多吃新鲜水果：可常吃富含维生素的新鲜水果，如苹果、桃、枣、柠檬、椰子、芒果、无花果、香蕉、柿等。花生、核桃、莲子、菱角、鸡头米等干果也可以常吃。

5. 调养方法

(1) 银耳太子参茶：银耳 15 克，太子参 25 克，冰糖适量，水煎饮用。治疗心慌、气虚、气短症。

(2) 龙眼莲子汤：龙眼肉 4～6 枚，莲子、芡实各 20 克，水煎，于睡前服，连服 3～5 天。治疗失眠、健忘、心悸怔忡、自汗盗汗等。

(3) 柿子膏：青柿子 1 000 克，蜂蜜适量。将柿子洗净，去蒂切碎捣烂，以纱布挤压取汁，将柿子汁放于锅内煮沸，改用文火炼为稠膏，加蜂蜜 1 倍搅匀，煎成稠膏，停火待冷，装瓶备用。每次 1 汤匙，以沸水冲服，每日 2 次。

(4) 百合粥：百合（干者 30 克，鲜者 60 克），粳米 60 克。百合、粳米一起煮粥，加冰糖适量。早晚分服。清心润肺、止渴化痰。

 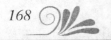

（5）蒸甲鱼：甲鱼1只，西洋参2克，调料适量。甲鱼去内脏，加西洋参、酒、酱油、姜片等作料，上笼蒸熟，食肉喝汤。治气虚神疲，是很好的补益之方。

（6）紫菜萝卜汤：紫菜50克，陈皮10克，萝卜250克切碎，每天煮汤服用。有化痰、软坚、消瘿、散结之功效。

（7）牡蛎海带汤：蚝豉（牡蛎肉）100克，海带50克，加水和调料共煮。每天分2次服食。蚝豉补虚壮阳，海带补碘。

健康小常识——十一条必知的健康常识

（1）专家测定，每日吃50克油条，1个月摄入的铅超过600毫克。脑组织含铅过多，使记忆力减退，行动迟钝，智力减退，过快衰老。陈油有致癌物质，用新油炸的油条少食无妨。

（2）爆米花又香又脆，人人爱吃。但据测定，爆米花中的铅比标准值高出25倍之多。原因是其加工工具为铅制，一旦把它加热到400℃以上，铅就会自然的融入爆米花内。

（3）经常性大量酗酒所致癌死亡的占3%。

（4）食物中有致癌因素，人类的癌症65%以上是由食物引起的。

（5）不健康的生活方式等于慢性自杀。世界卫生组织统计，全世界每年约有1200万人死于心脏病或脑卒中，少数死于55岁之前。

（6）钞票上有许多病菌：据有关部门检验，每张钞票上带有病菌达460～2200多个。

（7）据专家抽样调查发现，98%的电话机带菌超过2万个，30%的电话机带有致病菌，其中污染最严重的是公用电话、长途电话、旅馆电话和农村电话，最多的带菌超过17万个。

（8）家庭音箱勿超60分贝。

（9）国外研究资料表明，普通染发剂如果连续用上10年，只要人的皮肤吸收其1%物质，就能引起癌变。

(10)有资料表明,1年不患1次感冒的人,患癌症的可能性要比经常感冒的人高6倍。感冒可以防癌。

(11)新近丧偶的人,猝死的可能性比同龄而未丧偶的人高40%,男人在退休后第一年,因心脏病猝死的可能性显著增加。

(三)低血糖症

1.定义 低血糖症是一组因多种原因引起的血糖浓度过低所致的症候群。当血浆葡萄糖浓度低于2.8毫摩/升时称为低血糖症,其中最常见者为功能性低血糖,约占70%,其次为胰岛β细胞瘤及各种内分泌疾病引起的低血糖症。

2.信号

(1)体弱,浑身无力,没有到吃饭时即有饥饿感,出汗、焦虑、紧张。

(2)心动过速,血压偏高,有震颤发生。

(3)眩晕、头痛、复视。

(4)出现语言障碍。

(5)精神错乱,直至昏迷。

3.说明

(1)有前2项者,多是轻度低血糖。

(2)有第3~4项者,大多数为中度低血糖。

(3)有第5项者,为重度低血糖。

(4)发生中度或重度低血糖者,应去医院查明病因,是器质性低血糖,还是功能性或药物性低血糖。

4.预防 低血糖症不是一个独立的疾病,而是由于某些病理和生理原因使血糖降至生理低限以下。早期识别本症,及时治疗甚为重要,可以治愈。严重而长期的低血糖症可致广泛的中枢神经损害,造成不可逆性神经病变,甚或死亡。

5.保健措施

(1)宜吃低糖、高脂、高蛋白饮食,少食多餐。

(2)有低血糖病史的人应当在活动量增加时,及时少量加餐,外出办事要注意按时吃饭,如果能预见到无法按时吃饭,则应事先吃点东西。

(3)低血糖症较轻者,可随时喝点甜饮料,吃点饼干,严重的患者则应随身携带一些糖块。

6.调养方法

(1)虾皮腐竹:腐竹 250 克,虾皮 20 克,蒜头 1 瓣,香油、姜、食盐、味精各适量。将虾皮加酒、水浸发并煮沸,腐竹冷水发后撕成细长条。待油烧热后爆香蒜蓉、姜末,加入腐竹及虾皮(连汁),煮沸调味、再用小火烩 20 分钟,淋上香油即成。可经常食用,本品为高蛋白饮食,防止低血糖和高脂血症。

(2)炸五香麻雀:麻雀 10 只,五香粉少许,黄酒、姜片、酱油、味精各适量。将麻雀去毛、去内脏洗净,加上酒、酱油、五香粉、味精,腌渍半小时后滚上干生粉。待菜油烧至六成热时爆入姜片,放麻雀炸成金黄色。每周 1 次,主治头晕,腰酸冷软。

(3)西湖牛肉羹:牛腿肉 200 克,鸡蛋 2 个,黄酒、葱、姜、酱油、香油、胡椒粉、食盐、味精、生粉各适量。先将牛肉切成细末,略剁后加黄酒、酱油、胡椒粉、生粉拌匀。然后用清水适量加姜末煮混后将牛肉末拌入,再将打匀的蛋液倒入,调味勾薄芡,撒上葱花,淋上香油即可。每周 1~2 次,具有补脾养胃、强筋壮骨的作用。

(4)太史鳝羹:鳝丝 250 克,猪瘦肉 100 克,水发木耳 50 克,香菇 5 个,蒜头 1 瓣,黄酒、葱、姜、香油、食盐、味精各适量。将猪瘦肉切成 3 厘米长的丝,鳝丝加酒、食盐渍片刻。待油烧至五成热时爆入蒜蓉、姜末煸炒,入鳝丝、酒、肉丝和适量水。煮沸后将木耳、香菇丝放入锅内,炖 15 分钟,调味后勾薄芡,放上葱丝,淋上香油即成。可常食用,此菜具有补脾益气之作用。

(5)紧急补糖:发生头晕的时候立即吃一点白糖或口含糖块,可以暂时缓解症状,如果患者意识丧失,则需要注射葡萄糖注射液。

(6)少吃多餐:经常性补充食物可源源不断为身体补充糖分。低血糖患者最好少量多餐,每天吃 6~8 餐。睡前吃少量的零食及点心也会有帮助。此外,要交换食物种类,不要经常吃一种食物,不宜直接吃糖,食物成分应以粗粮为主。

注意:当糖尿病患者发生低血糖反应时,患者和家属往往不知道到底发生了什么事情,如果一味根据经验再让患者服用降糖药,会适得其反,使病情加重。

健康小常识——粥疗歌

若要不失眠,煮粥添白莲;要想皮肤好,米粥煮红枣;

气短体虚弱,煮粥加山药;治理血小板,花生衣煮饭;

心虚气不足,桂圆煨米粥;要治口臭症,荔枝能根除;

清退高热症,煮粥加芦根;血压高头晕,胡萝卜粥灵;

要保肝功好,枸杞煮粥妙;口渴心烦躁,粥加猕猴桃;

防止脚气病,米常煮粥饮;肠胃缓泻症,胡桃米粥炖;

头昏多汗症,煮粥加薏仁;便秘补中气,藕粥很相宜;

夏令防中暑,荷叶同粥煮;若要双目明,粥中加旱芹。

第四章 饮食疗法

JIANKANG

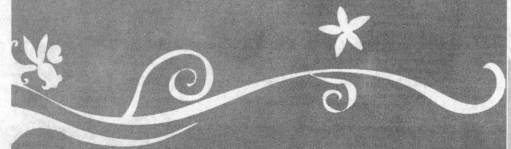

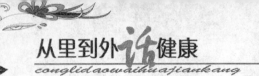

一、肥胖症患者

1. 定义 医学意义上的肥胖,是指一定程度的明显超重与脂肪层过厚,是体内脂肪,尤其是三酰甘油积聚过多而导致的一种状态。肥胖可分为单纯性肥胖和继发性肥胖两大类。平时我们所见到的肥胖多属于单纯性肥胖(原发性肥胖),是一种找不到原因的肥胖,可能与遗传、饮食和运动习惯有关,所占比例高达99%。所谓继发性肥胖,是指由于其他健康问题所导致的肥胖,也就是说,有原因可查的肥胖,所占比例仅为1%。根据引起肥胖的原因,又可将继发性肥胖分为下丘脑性肥胖、垂体性肥胖、甲状腺功能低下性肥胖、库欣综合征导致的肥胖、性腺功能低下性肥胖等,分别因下丘脑、垂体、甲状腺、肾上腺和性腺疾病而致。其中,成人以库欣综合征和甲状腺功能低下性肥胖为多见,儿童中以颅咽管瘤所致的下丘脑性肥胖为最多。

个体主观意识上的肥胖,大多是"言过其实"。因为年龄的增长、营养摄入量较多,有些人只是局部脂肪层略厚,而被主观上认为是肥胖,甚至于盲目减肥,这种情况未必是肥胖症。吃松花粉可以吸收足够的营养,造成饱腹感,同时松花粉中含有大量的卵磷脂可燃烧过剩的脂肪,达到减肥的目的。

2. 饮食配餐

周一

早餐:牛奶1杯150毫升,馒头50克,豆腐乳10克。

加餐:苹果1个50克。

午餐:宫保鸡丁1盘,醋熘白菜1盘,米饭1小碗。

加餐:柿子1个。

晚餐:蒜苗炒猪肝1盘,素油菜1盘,小葱拌豆腐1盘。

周二

早餐:八宝粥 100 克,面包 50 克,咸鸭蛋 25 克。

加餐:香蕉 1 根 40 克。

午餐:香菇油菜 1 盘,香菇 4 克,油菜 150 克;素炒圆白菜 1 盘,圆白菜 160 克;青椒肉丝 1 盘,青椒 100 克,肉丝 15 克;米饭 1 小碗。

加餐:番茄 1 个 50 克。

晚餐:肉末芹菜 1 盘,猪肉 15 克,芹菜 120 克;素炒空心菜 1 盘,空心菜 98 克;馒头 60 克。

周三

早餐:大米粥 100 克,肉丁包 1 个 50 克。

加餐:香蕉 40 克。

午餐:红烧鸡块香菇 1 盘,鸡肉 96 克,香菇 5 克;菠菜粉丝 1 盘,菠菜 100 克,粉丝 50 克;冬瓜(汤)50 克,面条 50 克。

加餐:拍黄瓜 1 盘,黄瓜 60 克。

晚餐:红烧牛肉土豆 1 盘,牛肉 100 克,土豆 60 克;素炒豆芽 1 盘,豆芽 100 克;糖拌番茄 1 盘,番茄 70 克,糖 6 克;米饭 40 克。

周四

早餐:大米粥 50 克,咸菜 10 克,馒头 50 克。

加餐:苹果 1 个 50 克。

午餐:拌凉皮 1 盘,凉皮 100 克;肉末雪里红 1 盘,猪肉 15 克,雪里红 80 克;烧茄子 1 盘,茄子 100 克;大米饭 1 碗 70 克。

加餐:番茄适量。

晚餐:肉丝香菇面 1 碗,香菇 5 克,猪肉 66 克,面 100 克;素烧豆腐 1 盘,豆腐 150 克。

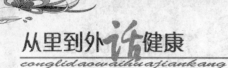

早餐：八宝粥110克，馒头50克，咸鸡蛋50克。

加餐：橘子1个50克。

午餐：肉丝苦瓜1盘，猪肉20克，苦瓜87克；素炒油麦菜1盘，油麦菜150克；海带汤1碗，海带（干）3克。

加餐：黄瓜适量。

晚餐：三鲜海参1盘，海参65克，火腿、猪肉各15克；烧豆腐1盘，豆腐100克；馒头50克。

早餐：豆腐脑1碗100克，大米粥1碗50克，咸菜5克。

加餐：苹果1个60克。

午餐：北京包子2个80克；素炒圆白菜1盘，圆白菜100克；酸辣汤1碗。

加餐：苹果适量。

晚餐：素炒油菜1盘，油菜150克；小葱拌豆腐1盘，豆腐100克；馒头60克。

早餐：豆浆1杯，黄豆100克；面包80克；腐乳10克。

加餐：橘子1个50克。

午餐：肉丝柿子椒1盘，猪肉15克，柿子椒60克；炒豆芽1盘，豆芽110克；小米绿豆粥1碗，小米18克，绿豆8克。

加餐：苹果适量。

晚餐：虾仁豌豆面，虾仁25克，豌豆36克，面条100克；素炒豆腐1盘，豆腐140克。

二、冠心病患者

1. 定义　冠心病是一种由冠状动脉器质性（动脉粥样硬化或动力性血管痉挛）狭窄或阻塞引起的心肌缺血缺氧（心绞痛）或心肌坏死（心肌梗死）的心脏病，亦称缺血性心脏病。

宜多食含维生素、无机盐、纤维素的果蔬。菠菜、大蒜、马铃薯、蘑菇，能降低胆固醇和血压，木耳、苹果均能降低血压。宜多食植物蛋白，如豆类、豆制品，有利于胆酸排出，使胆固醇合成减少。

宜多吃鱼，鱼油中的二十碳五烯酸（EPA）能降低血液中的胆固醇和血液的黏稠度，防止冠状动脉血栓形成。

2. 饮食配餐

早餐：大米粥 30 克，馒头 50 克，牛奶或豆浆 200 毫升，豆腐干拌芹菜适量。

午餐：大米饭 160 克，香菇油菜 1 盘，豆腐鸡蛋汤适量。

晚餐：小米粥 30 克，馒头 120 克，葱头炒肉丝 1 盘，豆芽炒青蒜适量。

注意：一天摄取的蛋白质、脂肪及糖类要均衡。

早餐：豆腐脑 1 碗 100 克；馒头 50 克；咸菜 6 克；包子 1 个 40 克。

午餐：肉丝菠菜粉丝 1 盘，猪肉 15 克，菠菜 80 克，粉丝（干）6 克；素炒豆腐，豆腐 150 克；鸡蛋汤 1 碗 100 克；大米饭 50 克。

晚餐：素炒芹菜 1 盘，芹菜 75 克；土豆炖牛肉 1 碗，土豆 80 克，牛肉 20 克；馒头 50 克；玉米面粥 60 克。

周三

早餐:豆浆 1 杯 100 毫升,包子 2 个 80 克。

午餐:肉片油菜 1 盘,猪肉 15 克,油菜 100 克;素炒豆芽 1 盘,豆芽 100 克;大米饭 60 克;紫菜汤 1 碗。

晚餐:番茄炒鸡蛋 1 盘,番茄 60 克,鸡蛋 20 克;素炒鲜豇豆 1 盘,鲜豇豆 98 克;大米饭 60 克;玉米面粥 80 克。

周四

早餐:大米粥 100 克,花卷 50 克,腐乳 20 克。

午餐:肉炒青椒 1 盘,猪肉 15 克,青椒 80 克;疙瘩汤 1 碗 100 克;大米饭 50 克。

晚餐:素炒扁豆 1 盘,扁豆 100 克;小米绿豆粥 1 碗,小米 10 克,绿豆 8 克;馒头 60 克。

周五

早餐:牛奶 1 杯 100 毫升,蛋糕 50 克,鸡蛋 70 克。

午餐:清炒虾仁黄瓜 1 盘,虾仁 50 克,黄瓜 60 克;素炒土豆丝 1 盘,土豆 80 克;大米饭 60 克。

晚餐:果酱包 1 个,果酱 4 克,白面 40 克;肉片炒茄子 1 盘,猪肉 20 克,茄子 90 克;馒头 50 克。

周六

早餐:鲜豆浆 1 杯 100 克;高粱面窝头 50 克;咸鸡蛋 20 克。

午餐:木耳炒肉 1 盘,木耳(干)6 克,猪肉 20 克;素炒油菜 1 盘,油菜 110 克;大米饭 60 克。

晚餐:肉丝柿子椒 1 盘,猪肉 15 克,柿子椒 80 克;素炒蘑菇 1 盘,蘑

 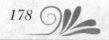

菇120克;大米饭60克。

周日

早餐:豆浆1杯100克,鸡蛋1个50克;花卷50克。

午餐:清蒸鲤鱼1盘,鲤鱼480克;枣合叶饼50克;素炒豆芽1盘,豆芽200克。

晚餐:花生仁拌黄瓜,花生仁50克,黄瓜60克;素烧冬瓜1盘,冬瓜140克;虾皮紫菜汤1碗;小窝头50克。

三、高血压患者

1. 定义　高血压是常见的心血管疾病,是以体循环动脉血持续性增多为主要表现的临床综合征。高血压是常见的心血管疾病,以体循环动脉血压持续性增高为主要表现的临床综合征。高血压病因不明,称之为原发性高血压,占总高血压患者的95％以上。继发性高血压是继发于肾、内分泌和神经系统疾病的高血压,多为暂时的。在原发的疾病治疗好了以后,高血压就会慢慢消失。按WHO的标准,人体血压的收缩压18.6千帕(140mmHg)和(或)舒张压12千帕(90mmHg),即可诊断为高血压。正常人的收缩压随年龄增加而升高,故高血压病的发病率也随着年龄的增长而升高。引起高血压的病因很复杂,目前认为是在一定的遗传背景下,由于多种后天环境因素作用使正常血压调节机制失代偿所致。

2. 饮食配餐

周一

早餐:淡牛奶1杯,麻酱花卷50～100克,大米或小米粥1碗。
午餐:大米饭100～200克,家常豆腐1盘,萝卜冬瓜汤1碗。
晚餐:白菜瘦肉包150～200克,绿豆粥1碗。

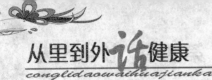

周二

早餐:豆浆1杯,馒头50克,咸菜6克。

午餐:芹菜炒肉1盘,芹菜100克,猪肉20克;鸡蛋汤1碗;大米饭100克。

晚餐:素炒木耳1盘,木耳(干)6克;肉丝黄瓜片,猪肉15克,黄瓜100克;馒头60克;小米粥1碗100克。

周三

早餐:大米粥100克,馒头60克,咸鸡蛋40克。

午餐:素炒胡萝卜1盘,胡萝卜120克;虾皮木耳汤,木耳(干)6克,虾皮2克;肉丝青椒1盘,猪肉15克,青椒80克;大米饭1碗60克。

晚餐:红烧黄鱼1盘,黄鱼100克;素炒西葫芦,西葫芦100克;绿豆大米粥1碗100克;馒头50克。

周四

早餐:鸡蛋1个,黄桥烧饼1个,大米粥1碗。

午餐:天津包子3个;素炒豆芽1盘,豆芽100克;番茄青菜汤1碗,番茄20克,青菜10克。

晚餐:虾皮圆白菜1盘,素炒芹菜1盘,小米粥1碗,馒头50克。

周五

早餐:豆浆1杯100毫升,咸菜20克,蒸火腿30克,馒头60克。

午餐:拌黄瓜1盘,黄瓜80克;肉丝豆腐干,猪肉15克,豆腐干60克;大米饭1碗。

晚餐:烧茄子1盘,茄子100克;肉丝青椒1盘,猪肉15克,青椒100克;小米粥1碗80克;大米饭60克。

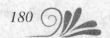

早餐:牛奶1杯90毫升,鸡蛋1个50克,馒头50克。

午餐:凉拌豆腐丝1盘,豆腐丝80克;刀削面1碗;番茄汤1碗100克。

晚餐:五香带鱼1盘,带鱼100克;素炒冬瓜1盘,冬瓜80克;大米饭1碗60克;豆腐青菜汤1碗,豆腐20克,青菜10克。

早餐:豆腐脑1碗,馒头50克,鸡蛋汤1碗,咸菜适量。

午餐:素烧豆腐1盘,豆腐100克;肉丝竹笋1盘,猪肉15克,竹笋60克;大米饭1碗;小米粥1碗。

晚餐:烧茄子1盘,茄子100克;肉丝青椒1盘,猪肉15克,青椒100克;小米粥1碗80克;大米饭60克。

四、高脂血症患者

1. 定义　高脂血症是由各种原因导致的血浆中的胆固醇、三酰甘油,以及低密度脂蛋白水平升高和高密度脂蛋白过低的一种全身脂代谢异常的疾病,临床分为Ⅰ、Ⅱ、Ⅲ、Ⅳ、Ⅴ五种类型,五型中任何一型脂代谢异常都会导致某特定脂蛋白升高,通过判断哪一型脂蛋白的升高,就可以判断是哪一类型的高脂血症,最常见的是Ⅱ和Ⅳ型。

2. 饮食配餐

早餐:白米粥1碗,牛奶1杯,酸辣瓜条1盘。

午餐:大米饭150克,香菇油菜1盘,麻婆豆腐1盘。

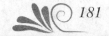

晚餐:辣子鸡丁1盘,发糕1个,清炒空心菜1盘。

 周二

早餐:八宝粥1碗,豆浆1杯,凉拌番茄1盘。

午餐:肉丝炒豆角1盘,猪肉15克,豆角100克;鸡蛋炒青椒1盘,青椒100克,鸡蛋50克;大米饭50克。

晚餐:白菜粉条1盘,白菜100克,粉条10克;鲤鱼熬豆腐1盘,鲤鱼20克,豆腐60克;大米饭100克。

 周三

早餐:牛奶1杯100毫升,面包80克,豆腐乳20克。

午餐:肉末豆腐1盘,猪肉15克,豆腐100克;素炒蘑菇1盘,蘑菇150克;大米饭100克。

晚餐:素烧冬瓜1盘,冬瓜100克;素炒西葫芦1盘,西葫芦100克;馒头80克;小米粥1碗。

 周四

早餐:豆浆1杯100毫升,馒头50克,鸡蛋1个50克,咸菜少许。

午餐:清蒸鲤鱼1盘,鲤鱼300克;素炒豆芽1盘,豆芽150克;番茄胡萝卜汤,番茄40克,胡萝卜10克;大米饭60克。

晚餐:红烧豆腐1盘,豆腐120克;肉末雪里红1盘,雪里红80克;高粱面窝头100克;小米粥1碗。

周五

早餐:脱脂牛奶100毫升,发糕80克,咸菜适量。

午餐:酸辣瓜条1盘,黄瓜100克;豆浆1杯;馒头80克。

晚餐:鱼香肉丝1盘,猪肉20克,木耳(干)5克,胡萝卜130克;清炒蒜苗 1 盘,蒜苗 100 克;小米粥 100 克;大米饭 80 克。

周六

早餐:豆腐脑 1 碗,咸鸡蛋 30 克,蒸发糕 60 克。

午餐:凉拌黄瓜 1 盘,黄瓜 90 克;肉炒豆角 1 盘,豆角 120 克,猪肉 20 克;玉米粥 1 碗 100 克;大米饭 1 碗 60 克。

晚餐:红烧里脊 1 盘,里脊 100 克;韭菜鸡蛋 1 盘,韭菜 120 克,鸡蛋 50 克;馒头 80 克;小米粥 80 克。

周日

早餐:蒸发糕 60 克,蒸火腿 30 克,大米粥 100 克,咸菜少许。

午餐:醋熘白菜 1 盘,白菜 120 克;土豆肉片 1 盘,猪肉 20 克,土豆 100 克;大饼 80 克;紫菜汤 1 碗 100 克。

晚餐:茴香馅饼 1 个;素炒胡萝卜 1 盘,胡萝卜 100 克;玉米面窝头 1 个 60 克;小米粥 1 碗 80 克。

五、急性胃炎患者

1. 定义 急性胃炎是一种常见病,主要表现为上腹疼痛、不适,食欲下降,恶心呕吐,有时伴腹泻,严重的急性胃炎还会引起呕血、便血等症状。急性胃炎包括四种类型,在日常生活经常遇到的是急性单纯性胃炎。

2. 饮食配餐

周一

①发作期饮食安排

早餐:米汤 1 杯。

加餐:豆浆 1 杯。

午餐:番茄鸡蛋汤 1 碗。

加餐:果汁 1 杯。

晚餐:鸡蛋羹 1 碗。

加餐:杏仁茶 1 杯。

②恢复期饮食安排

早餐:稀粥、蒸蛋羹、面包 1～2 片。

午餐:鸡肉粥 1 碗。

加餐:压缩饼干适量。

晚餐:鸡蛋肉丝面 1 碗,面包 1～2 片。

周二

①发作期饮食安排

早餐:大米粥 1 小碗。

加餐:橘子汁 1 杯。

午餐:木耳蘑菇汤 1 碗。

加餐:鲜牛奶 1 杯。

晚餐:疙瘩汤 1 碗。

加餐:酸奶 1 杯。

②恢复期饮食安排

早餐:八宝粥、蒸发糕、馒头 1～2 片。

午餐:肉末百合粥 1 碗。

加餐:面包片适量。

晚餐:羊肉面 1 碗,馒头 1～2 片。

周三

①发作期饮食安排

早餐:大米粥 1 小碗。

加餐:豆浆 1 杯。

午餐:冬瓜羊肉汤 1 碗。

加餐:果汁 1 杯。

晚餐:小米粥 1 碗。

加餐:桃汁 1 杯。

②恢复期饮食安排

早餐:玉米粥、面包 1～2 片,烤地瓜适量。

午餐:大枣冬瓜粥 1 碗。

加餐:牛奶 1 杯。

晚餐:牛肉面 1 碗,面包 1～2 片。

周 四

①发作期饮食安排

早餐:高粱米汤 1 杯。

加餐:豆浆 1 杯。

午餐:疙瘩汤 1 碗。

加餐:果汁 1 杯。

晚餐:鸡蛋羹 1 碗。

加餐:酸奶 1 杯。

②恢复期饮食安排

早餐:稀粥、蒸蛋糕、馒头 1～2 片。

午餐:红小豆肉末杏仁粥 1 碗。

加餐:面包 1～2 片。

晚餐:番茄鸡蛋面 1 碗,馒头 1～2 片。

周 五

①发作期饮食安排

早餐:玉米小米粥 1 碗。

加餐:果汁 1 杯。

午餐:木耳黄花汤1碗。

加餐:豆浆1杯。

晚餐:玉米粥1碗。

加餐:猕猴桃汁1杯。

②恢复期饮食安排

早餐:馅饼、稀粥、馒头1~2片。

午餐:玉米面南瓜粥1碗。

加餐:压缩饼干若干。

晚餐:牛肉拉面1碗,面包1~2片。

周六

①发作期饮食安排

早餐:米汤1杯。

加餐:牛奶1杯。

午餐:豆腐汤1碗。

加餐:杏仁茶1杯。

晚餐:鸡蛋羹1碗。

加餐:番茄汁1杯。

②恢复期饮食安排

早餐:蒸发糕、稀粥、面包1~2片。

午餐:甘蔗高粱粥1碗。

加餐:馒头1~2片。

晚餐:油菜肉丝面1碗,面包1~2片。

周日

①发作期饮食安排

早餐:豆腐脑1碗。

加餐:果汁1杯。

186

午餐:木耳菠菜汤 1 碗。

加餐:豆浆 1 杯。

晚餐:蚬子蛋花羹 1 碗。

加餐:杏仁茶 1 杯。

②恢复期饮食安排

早餐:花卷、稀粥适量。

午餐:肉末百合粥 1 碗,面包 1～2 片。

晚餐:油菜肉丝面 1 碗。

六、痛风患者

1. 定义 痛风是嘌呤代谢紊乱所致的一种疾病,是细小针尖状的尿酸盐的慢性沉积。其临床表现为高尿酸盐结晶而引起的痛风性关节炎和关节畸形,局部出现红、肿、热、痛的症状,如不及时治疗,会引起痛风性肾炎,尿酸肾结石,以及性功能减退,高血压等多种并发症。

2. 饮食配餐

早餐:牛奶冲藕粉 1 杯,咸鸡蛋 1 个,沙拉花卷 50～100 克,稀粥 50 克,少量咸菜。

午餐:冬瓜番茄炖白肉 1 小碗,米饭 100～200 克。

加餐:橘子或苹果 1 个。

晚餐:土豆洋葱炒牛肉丝 1 盘,番茄汤 1 小碗,馒头 100～150 克。

加餐:香蕉 2 根或梨 1 个。

早餐:大米粥 50 克,豆浆 1 杯,包子 2 个,咸菜适量。

午餐:木耳黄花肉片 1 盘,米饭 150 克。

加餐:梨或苹果1个。

晚餐:小白菜汆丸子1碗,小米粥1碗,馒头80克。

加餐:香蕉2根或苹果1个。

周三

早餐:馄饨1碗,面包2～3片,豆腐乳20克。

午餐:木须肉1盘,米饭120克,菠菜豆腐汤1碗。

加餐:橘子1个。

晚餐:白菜粉条炖豆腐1碗,韭菜炒肉1盘,小窝头1个。

加餐:梨1个。

周四

早餐:燕麦粉1杯,咸鸭蛋1个,果酱花卷60克,咸菜少许。

午餐:青椒土豆粉条肉1碗,绿豆汤1碗,大米饭100克。

加餐:橘子1个。

晚餐:肉末雪里红1盘,素炒油菜1盘,馒头80克,鸡蛋汤1碗。

加餐:苹果1个。

周五

早餐:金银卷1个,米汤1碗,豆腐乳适量。

午餐:玉米饼1个,虾酱炒鸡蛋1碗,疙瘩汤1碗。

加餐:苹果1个。

晚餐:番茄菠菜肉丝面1碗,烧茄子1盘。

加餐:小米粥1碗。

周六

早餐:葱花饼1个,咸菜少许,米汤1杯。

午餐:肉丝拉皮1盘,松仁玉米1盘,大米饭60克。

加餐:橘子1个。

晚餐:肉片炒茭瓜1盘,素炒豆芽1盘,大米饭80克。

加餐:小米粥1碗。

早餐:天津包子2个,豆浆1杯,鸡蛋1个。

午餐:家常豆腐1盘,素炒空心菜1盘,大米饭80克。

加餐:梨1个。

晚餐:三鲜水饺1碗,素炒豆芽1盘,小米粥1碗。

加餐:苹果1个。

七、结核病患者

1.定义　结核病又称为痨病和"白色瘟疫",是由结核杆菌感染引起的一种古老的慢性传染病。因结核菌可能侵入人体全身各个器官,但其主要侵犯对象是肺脏,故称为肺结核病。

　　2.饮食配餐

早餐:大米粥50克,花卷50克,韭菜炒鸡蛋1盘。

加餐:牛奶加糖1杯。

午餐:大米饭200克,熘肝尖1盘。

加餐:苹果300克。

晚餐:大米饭200克,土豆炖牛肉1盘,其中牛肉100克,土豆100克。全日烹调用油20克。

周二

早餐:豆浆 60 毫升,金银卷 50 克,咸菜少许。

加餐:果汁 1 杯。

午餐:木须肉 1 盘,大米饭 150 克。

加餐:苹果 200 克。

晚餐:肉丝青椒 1 盘,大米饭 160 克,鸡蛋汤 1 碗 100 克。

周三

早餐:韭菜鸡蛋馅饼 1 个,馒头 50 克,稀饭 100 克,咸菜适量。

加餐:桃汁 1 杯。

午餐:鱼香肉丝 1 盘,大米饭 160 克。

加餐:香蕉 4 根。

晚餐:木须肉 1 盘,馒头 100 克,小米粥 1 碗。

周四

早餐:豆汁 1 碗,发糕 60 克,果酱适量。

加餐:苹果 100 克。

午餐:宫爆鸡丁 1 盘,馒头 80 克,疙瘩汤 1 碗。

加餐:香蕉 2 根。

晚餐:木耳蘑菇炒肉 1 盘,大米饭 100 克,小米粥 1 碗。

周五

早餐:大米粥 50 克,麻酱花卷 50 克,素炒豆芽 1 盘。

加餐:豆浆 1 杯。

午餐:木须肉 1 盘,馒头 80 克,鸡蛋汤 1 碗。

加餐:果汁 1 杯。

晚餐:麻婆豆腐1盘,大米饭100克,玉米粥100克。

周六

早餐:天津包子2个,豆浆1杯。

加餐:苹果100克。

午餐:木耳黄花炒肉1盘,馒头80克,小米粥100克。

加餐:豆浆1杯。

晚餐:青椒肉片1盘,大米饭100克,玉米粥100克。

周日

早餐:米汤1杯,面包80克,玉米粥100克,豆腐乳10克。

加餐:橘子1个。

午餐:韭菜合子1个,素炒豆芽1盘,大米饭50克。

加餐:梨1个。

晚餐:土豆肉片1盘,馒头80克,小米粥1碗。

八、贫血患者

1.定义 "贫血"是指单位容积血液内红细胞数和血红蛋白含量低于正常的一种症状。正常成年人血红蛋白量男性为12~16克/100毫升,女性为11~15克/100毫升;红细胞数男性为400万~550万/立方毫米,女性为350万~500万/立方毫米。凡低于以上指标的即是贫血。临床表现为面色苍白,伴有头昏、乏力、心悸、气急等症状。

2.饮食配餐

周一

早餐:花卷100克,豆浆400毫升,茶蛋50克。

午餐:米饭 150 克;芹菜牛肉 1 盘,牛肉 100 克,芹菜 50 克;猪肝汤 1 碗,猪肝 50 克。

晚餐:米饭 150 克,白切瘦肉 50 克,豆腐羹 1 份。

周二

早餐:芝麻粥 1 碗,麻酱花卷 80 克,鸡蛋 1 个,豆腐乳 10 克。

午餐:生菜腐皮卷 1 盘,水晶蔬菜饺 300 克,豆腐木耳汤 1 碗。

晚餐:虾仁茄子 1 盘,海带冬瓜汤 1 碗,大米饭 100 克。

周三

早餐:红薯粥 1 碗,面包 200 克,果酱 10 克。

午餐:鲜蘑炒豌豆 1 盘,黄瓜雪梨豆奶 1 碗,大米饭 100 克。

晚餐:木耳番茄鸡块 1 盘,苦瓜黄花汤 1 碗,馒头 80 克。

周四

早餐:竹笋豆腐脑 1 碗,金银卷 50 克,咸菜少许。

午餐:肥肠扒白菜 1 盘,丝瓜豆腐汤 1 碗,大米饭 100 克。

晚餐:米饭 150 克,豆腐羹 1 份,芹菜炒肉 1 份。

周五

早餐:小米山药粥 1 碗,果酱花卷 60 克,豆腐乳 15 克。

午餐:板栗烧猪肉 1 盘,鸡蛋番茄汤 1 碗,大米饭 100 克。

晚餐:韭菜炖鲤鱼 1 盘,肉末冬瓜汤 1 碗,馒头 60 克。

周六

早餐:红枣米粥 1 碗,面包 200 克,咸鸡蛋 1 个。

午餐:葱姜虾 1 盘,银耳莲子羹 1 碗,大米饭 160 克。

晚餐：红烧蹄筋 1 盘，乌鸡汤 1 碗，馒头 60 克。

周日

早餐：绿豆粥 1 碗，馒头 60 克，咸鸡蛋 1 个。

午餐：苹果炒牛肉片 1 盘，黑豆鸡爪汤 1 碗，大米饭 150 克。

晚餐：木耳番茄鸡片 1 盘，藕粉莲子粥 1 碗，馒头 80 克。

九、糖尿病患者

1. 定义 糖尿病是最常见的慢性病之一，它是典型的内分泌严重失调的疾病。随着人们生活水平的提高，人口老龄化，以及肥胖发生率的增加，糖尿病的发病率呈逐年上升趋势。糖尿病在我国的发病率已经超过 2%。据有关机构统计，我国已经确诊的糖尿病患者高达 4 000 万，并且每年以 120 万的速度递增。

糖尿病是由遗传和环境因素相互作用而引起的常见病。临床以高血糖为主要标志，常见症状有多饮、多尿、多食以及消瘦等。糖尿病若得不到有效的治疗，可引起身体多系统的损害。引起胰岛素绝对或相对分泌不足，以及靶组织细胞对胰岛素敏感性降低，引起蛋白质、脂肪、水和电解质等一系列代谢紊乱综合征，其中以高血糖为主要标志。临床典型病例可出现多尿、多饮、多食、消瘦等表现，即"三多一少"症状。

2. 饮食配餐

周一

①病情轻者食谱

早餐：发糕 75 克，豆浆 300 毫升，咸鸡蛋半个，拌芹菜 100 克。

午餐：米饭 100 克；青菜面条汤 1 碗；黄瓜炒肉片 1 盘，黄瓜 150 克，肉 35 克；小鸡炖蘑菇 1 小碗，蘑菇 100 克，鸡块 40 克。

加餐：苹果 200 克。

晚餐:炒面1碗,面100克,肉30克,油菜150克;番茄鸡蛋汤1碗,鸡蛋30克。

②病情严重者食谱

早餐:馒头50克,小米粥25克,豆腐乳25克,拌菠菜100克。

加餐:牛奶200毫升。

午餐:米饭100克;肉末扁豆角1盘,扁豆100克,肉末25克;番茄炒鸡蛋1盘,番茄250克,鸡蛋100克。

加餐:苹果200克。

晚餐:米饭50克,花卷50克,酱牛肉50克,冬瓜汤150克。

①病情轻者食谱

早餐:小米粥80克;馒头60克;咸鸭蛋半个;凉拌黄瓜1盘,黄瓜100克。

午餐:拌豆腐丝1盘,肉末青椒1盘,大米饭120克。

加餐:香蕉2根。

晚餐:番茄鸡蛋面1碗,木耳油菜汤1碗。

加餐:豆浆150毫升。

②病情严重者食谱

早餐:八宝粥40克,馒头50克,咸鸭蛋半个,拌海带丝100克。

加餐:苹果150克。

午餐:泥鳅窜豆腐1碗,豆腐60克,泥鳅100克;竹笋米粥1碗,竹笋20克,大米100克;大米饭60克。

加餐:橘子100克。

晚餐:海米冬瓜1盘,海米15克,冬瓜150克;玉米赤小豆粥1碗;馒头50克。

①病情轻者食谱

早餐:蚕蛹粥1碗,蚕蛹5个,大米60克;咸菜适量;拌菠菜1盘,菠菜120克;馒头50克。

午餐:苦瓜炖豆腐1盘,苦瓜100克,豆腐60克;甘草藕汁饮1碗,甘草5克,藕300克;大米饭80克。

加餐:西瓜150克。

晚餐:清炖鱼头豆腐1盘,凉拌苦瓜1盘,馒头60克。

②病情严重者食谱

早餐:南瓜粥1碗,花生拌苦瓜1盘,馒头50克,豆腐乳10克。

加餐:苹果150克。

午餐:虾仁炒豆腐1盘,虾仁25克,豆腐100克;双耳汤1碗,白木耳、黑木耳各9克;大米饭60克。

加餐:梨汁1杯120克。

晚餐:荠菜粥1碗,鲜荠菜150克,大米80克;苦瓜炖豆腐1碗,苦瓜150克,豆腐100克;馒头50克。

①病情轻者食谱

早餐:赤甘汤圆1碗,赤小豆100克,甘草2克,大米粉、糯米粉各60克。

午餐:虾仁炒油麦菜,虾仁60克,油麦菜200克;鸡丝冬瓜汤1碗,鸡肉60克,冬瓜100克;大米饭100克。

加餐:苹果1个60克。

晚餐:香菇烧豆腐1盘,嫩豆腐150克,香菇60克;豆浆粥1碗,大米50克,豆浆150毫升。

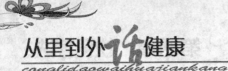

②病情严重者食谱

早餐:麦麸鸡蛋饼1个100克,豆浆100毫升。

加餐:橘子1个60克。

午餐:茄蛋炒挂面1碗,茄子40克,鸡蛋30克,挂面100克;丝瓜小鱼1盘,丝瓜200克,丁香鱼干16克。

加餐:果汁1杯100毫升。

晚餐:鲜萝卜炖鲍鱼1盘,鲜萝卜300克,干鲍鱼30克;枸杞子粥1碗,枸杞子15~20克,大米50克;馒头50克。

①病情轻者食谱

早餐:素鸡菠菜1盘,素鸡35克,菠菜95克;大米粥1碗100克;馒头50克。

午餐:海米白菜心1盘,海米8克,白菜心150克;南瓜粥1碗,南瓜150克,大米45克,黑芝麻3克;大米饭60克。

加餐:梨1个60克。

晚餐:清炖甲鱼豆腐汤1碗,清炒空芯菜1盘,花卷50克。

②病情严重者食谱

早餐:菊花粥1碗,菊花40克,大米50克;燕麦面包1~2片;咸菜适量。

加餐:橘子1个60克。

午餐:芝麻菠菜1盘,菠菜200克,芝麻40克;冬瓜番茄汤1碗,冬瓜150克,番茄80克;大米饭80克。

加餐:苹果1个60克。

晚餐:枸杞炖兔肉1碗,枸杞子15克,兔肉200克;木耳冬瓜汤1碗,木耳(干)3克,冬瓜150克;馒头60克。

①病情轻者食谱

早餐：菠菜粉丝 1 盘，菠菜 150 克，粉丝（干）10 克；羊骨粥 1 碗，羊骨 400 克，大米 150～200 克；面包 1～2 片。

午餐：芹菜爆鳝丝 1 盘，鳝鱼 100 克，芹菜、青椒各 60 克；蘑菇冬瓜汤 1 碗，鲜蘑菇 100 克，冬瓜 50 克；大米饭 60 克。

加餐：橘子 1 个 60 克。

晚餐：扁豆木耳 1 盘，扁豆 150 克，木耳（干）10 克；番茄瓜皮汤 1 碗，番茄 50 克，西瓜皮、冬瓜皮各 30 克；馒头 60 克。

②病情严重者食谱

早餐：红薯粥 1 碗，红薯 30 克；馒头 50 克；拌菠菜 100 克。

加餐：大枣汤 1 杯 100 毫升。

午餐：烧小萝卜青蒜 1 盘，小萝卜 100 克，青蒜末适量；番茄冬瓜汤 1 碗，番茄 50 克，冬瓜 30 克；大米饭 50 克。

加餐：牛奶 1 杯。

晚餐：茶叶炸豆腐 1 盘，龙井茶 50 克，豆腐 120 克；凉拌苦瓜 1 盘，苦瓜 100 克；馒头 60 克。

①病情轻者食谱

早餐：香油拌菠菜 1 盘，发糕 80 克，咸鸭蛋半个。

午餐：雪菜豆腐 1 盘，雪里红 20 克，豆腐 100 克；黄精黑豆汤 1 碗，干黄精、黑豆各 35 克；大米饭 80 克。

加餐：西瓜 100 克。

晚餐：兔肉馄饨 1 碗，兔肉 50 克，面粉 150 克，鸡蛋 1 个；凉拌黄瓜 1 盘。

②病情严重者食谱

早餐：蒜蓉苦瓜 1 盘，鲜苦瓜 1 个，大蒜 1 头；绿豆大米粥 1 碗；咸菜

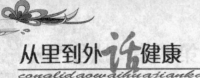

从里到外话健康

少许。

加餐：豆浆 100 毫升。

午餐：鲜蘑炒豌豆 1 碗，蘑菇 100 克，豌豆 150 克；魔芋火烧 1 个，魔芋粉 50 克，发酵粉 25 克，嫩花椒叶 30 克；大米饭 50 克。

加餐：苹果 100 克。

晚餐：山药炖肚丝 1 碗，猪肚 1 副，山药 20 克；芹瓜蛋羹 1 碗，芹菜、丝瓜各 80 克，鸡蛋 1 个 50 克；馒头 50 克。

十、尿毒症患者

1. 定义　尿毒症是由于肾功能受损以致代谢产物及某些毒性物质不能排出体外，所导致的全身中毒症状。

2. 饮食配餐

早餐：百合粥加红糖 1 碗，百合 3 克（干），稀粥 60 克，红糖 10 克。

加餐：苹果 1 个。

午餐：醋熘土豆丝 1 盘，炸糕 100～150 克。

加餐：蜂蜜冲葡萄汁 1 碗。

晚餐：炒面 1 碗，胡萝卜 50 克，黄瓜 25 克，面条 100 克。

加餐：西瓜 200 克。

早餐：山药粥 1 碗，生山药 80 克，大米 60 克。

加餐：橘子 1 个。

午餐：蚝油乳鸽 1 盘，乳鸽 380 克，冬笋、鲜菇各 50 克；南瓜饼 100～150 克。

加餐：红糖冲鲜橙汁 1 碗。

晚餐:油茄炒挂面 1 碗,油菜 60 克,番茄 1 个,挂面 120 克。

加餐:香蕉 2 根 100 克。

 周三

早餐:菠菜银耳粥 1 碗,菠菜 50 克,银耳 16 克,大米 50 克。

加餐:草莓汁 100 毫升。

午餐:韭菜炒芹菜 1 盘,韭菜 100 克,芹菜 250 克;大饼 60 克。

加餐:果汁 1 杯。

晚餐:凤尾菇鸡肉炒米饭 1 碗,大米 100 克,鸡肉 60 克,凤尾菇 100 克。

加餐:南瓜汤 1 碗。

 周四

早餐:小米山药红豆粥 1 碗,小米 35 克,大枣 6 个,红豆 12 克,山药 20 克。

加餐:桃子 2 个。

午餐:芝麻兔 1 盘,兔 1 只,黑芝麻 30 克;大米饭 50 克。

加餐:苹果 1 个。

晚餐:肉丝青菜面 1 碗,猪肉 20 克,青菜 100 克,面条 100 克。

加餐:西瓜 150 克。

周五

早餐:南瓜粥 1 碗,南瓜 50 克,大米 100 克。

加餐:苹果 1 个。

午餐:海米冬瓜 1 盘,海米 15 克,冬瓜 150 克;大米饭 100 克。

加餐:橘子 2 个。

晚餐:苦瓜肉片 1 盘,苦瓜 250 克,肉片 25 克;馒头 50 克;小米汤

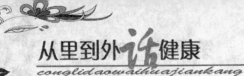

1 碗。

加餐:苹果1个。

早餐:山药木耳粥1碗,山药30克,木耳(干)6克,大米80克。

加餐:香蕉2根。

午餐:肉丝炒菠菜粉丝1盘,猪肉50克,菠菜200克,粉丝30克;大米饭60克。

加餐:橘子2个。

晚餐:素炒南瓜丝1盘,南瓜400克;小米粥100克;馒头50克。

加餐:香蕉1根。

早餐:兔肉馄饨1碗,兔肉100克,面粉200克,咸菜适量。

加餐:猕猴桃1个。

午餐:土豆胡萝卜炒油菜1盘,土豆50克,胡萝卜80克,油菜100克;米饭80克。

加餐:木瓜1个。

晚餐:瓠子面条1碗,羊肉60克,瓠子50克,面条100克。

加餐:苹果1个。

十一、消化性溃疡患者

1.定义 消化性溃疡主要指发生在胃和十二指肠的慢性溃疡,亦可发生于食管下段、胃空肠吻合口周围及含有异位胃黏膜的美克尔憩室。这些溃疡的形成与胃酸和胃蛋白酶的消化作用有关,故称消化性溃疡。

2. 饮食配餐

周 一

①初期或出血停止后的病人

早餐：牛奶冲藕粉1杯。

加餐：稀米汤1碗。

午餐：牛奶配鸡蛋1碗。

加餐：豆浆冲炒面1碗。

晚餐：鸡蛋配菜汁1碗。

加餐：鲜牛奶1杯。

②过渡阶段

早餐：大米粥1碗，煮鸡蛋1个，烤面包100克。

加餐：豆腐脑1碗。

午餐：肉末鸡蛋面1碗。

加餐：香蕉2个。

晚餐：猪肝菜叶拉面汤1碗，烤面包1块。

加餐：豆浆加糖1杯。

周 二

①初期或出血停止后的病人

早餐：豆浆冲藕粉1杯。

加餐：燕麦汤1杯。

午餐：砂仁肚条1盘，猪肚350克，米饭50克。

加餐：鲜牛奶1杯。

晚餐：青菜肉丝面1碗，青菜100克，猪肉20克，面条100克。

加餐：绿豆小米汤1碗。

②过渡阶段

早餐：黄鱼粥1碗，粳米100克，大黄鱼150克。

加餐:旱莲草红枣汤 1 杯。

午餐:清炒绿豆芽 1 盘,绿豆芽 250 克;大米饭 60 克。

加餐:苹果 1 个。

晚餐:龟肉炖猪肚 1 盘,龟肉 200 克,猪肚 160 克;馒头 50 克。

加餐:橘子 1 个。

周三

①初期或出血停止后的病人

早餐:紫茄子粥 1 碗,紫茄子 150 克;粳米 100 克。

加餐:小米汤 1 杯。

午餐:黄芪虾仁 1 盘,草虾 300 克;大米饭 50 克。

加餐:豆浆加红糖 1 杯。

晚餐:猴头菇炖鸡 1 盘,鸡肉 800 克,猴头菇 160 克;馒头 60 克。

加餐:牛奶 1 杯。

②过渡阶段

早餐:苜蓿粥 1 碗,苜蓿 150 克,粳米 80 克;茶鸡蛋 1 个;面包 1~2 片。

加餐:苹果 1 个。

午餐:清明菜炒鸡蛋 1 盘,清明菜 250 克,鸡蛋 2 个 100 克;馒头 80 克。

加餐:橘子 1 个。

晚餐:大蒜烧茄子 1 盘,紫茄子 400 克;大米饭 100 克。

加餐:鲜牛奶 1 杯。

周四

①初期或出血停止后的病人

早餐:豆浆 1 杯,鸡蛋 50 克。

加餐:稀米汤 1 碗。

午餐:紫茄子粥 1 碗,紫茄子 150 克,粳米 100 克。

加餐:鲜牛奶 1 杯。

晚餐:藕粉配菜汁 1 碗。

加餐:小米粥 1 碗。

②过渡阶段

早餐:豆腐脑 1 碗,鸡蛋 1 个,面包 1～2 片。

加餐:稀米汤 1 碗。

午餐:番茄炒鸡蛋 1 盘,大米饭 100 克。

加餐:马铃薯汁 1 杯。

晚餐:黄瓜炒莴笋 1 盘,馒头 70 克。

加餐:柚子 1 个。

周 五

①初期或出血停止后的病人

早餐:馄饨 1 碗。

加餐:鲜卷心菜汁 1 杯。

午餐:鲜豆奶 1 杯。

加餐:小白菜心汁 1 杯。

晚餐:黄瓜番茄汁 1 杯。

加餐:小米粥 1 碗。

②过渡阶段

早餐:豆浆冲藕粉 1 杯,花卷 50 克,茶鸡蛋 1 个。

加餐:马铃薯汁 1 杯。

午餐:火爆猪肚 1 盘,猪肚 150 克;大米饭 80 克。

加餐:西瓜 100 克。

晚餐:瘦肉鸡血面 1 碗,猪瘦肉 15 克,鸡血 30 克,面条 100 克。

加餐:豆浆加糖 1 杯。

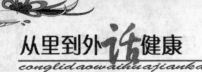

①初期或出血停止后的病人

早餐:鸡蛋虾皮汤 1 碗,虾皮 3 克,鸡蛋 50 克。

加餐:小白菜心汁 1 杯。

午餐:大米粥 1 碗。

加餐:梨 1 个。

晚餐:豆浆 1 杯。

加餐:桃 2 个。

②过渡阶段

早餐:豆腐脑 1 碗,馒头 50 克,豆腐乳 10 克。

加餐:鲜桃 2 个。

午餐:鸡蛋番茄面 1 碗,鸡蛋 1 个,番茄 50 克,面条 100 克。

加餐:香蕉 2 根。

晚餐:干炸小黄鱼 3 条,小窝头 1 个。

加餐:西瓜 100 克。

周日

①初期或出血停止后的病人

早餐:豆腐丝 1 盘,面包 1~2 片。

加餐:牛奶冲藕粉 1 杯。

午餐:牛肉菠菜汤 1 碗。

加餐:大米粥 1 碗。

晚餐:西米香蕉羹 1 碗。

加餐:豆浆 1 杯。

②过渡阶段

早餐:小米粥 1 碗,茶鸡蛋 1 个,面包 1~2 片。

加餐:小白菜心汁 1 杯。

午餐:黄鱼粥1碗,大黄鱼150克,粳米100克。

加餐:苹果1个。

晚餐:蒜泥拌茄子1盘,大米饭60克。

加餐:橘子1个。

十二、便秘患者

1. 定义 便秘是指排便次数减少,每2～3天或更长时间1次,无规律性,粪质干硬,常伴有排便困难。它是一种临床常见的症状,其可分为急性与慢性两类,多见于老年人。

2. 饮食配餐

①痉挛性便秘者食谱

早餐:大米粥100克,煮鸡蛋1个,烤面包1块。

加餐:红薯或苹果1个。

午餐:肉末鸡蛋面1碗。

加餐:豆浆1杯。

晚餐:蒸糕50克,大米粥50克,牛肉干1块。

加餐:橙汁1杯。

②饮食性便秘者食谱

早餐:茶鸡蛋1个,麸皮馒头100克,小米粥50克,拌菠菜心适量。

午餐:红豆汤1碗,猪肉芹菜1盘,大米饭150克。

晚餐:牛肉炒豆角1盘,拌心里美萝卜丝1盘,馒头150克,豆腐排骨汤1碗。

周二

①痉挛性便秘者食谱

早餐：大米粥1碗，烤馒头片3～4片，蒸蛋羹1碗，豆腐乳10克。

加餐：酸奶1杯。

午餐：猪瘦肉小白菜馅馄饨2碗，猪瘦肉50克，小白菜60克，面粉100克。

加餐：冲藕粉1杯。

晚餐：鸡丝番茄煮挂面1碗，鸡脯肉50克，番茄60克，细挂面100克。

加餐：豆浆1杯，面包1～2片。

②饮食性便秘者食谱

早餐：牛奶麦片粥1碗，牛奶200克，麦片40克；玉米面发糕50克；煮鸡蛋1个；拌芹菜50克。

午餐：瘦肉炒萝卜1盘，瘦肉40克，萝卜130克；粉丝海带1盘，粉丝、海带各70克；番茄鸡蛋汤1碗；大米饭100克。

晚餐：豆腐干炒芹菜1盘，豆腐干40克，芹菜100克；凉拌黄瓜1盘，黄瓜100克；馒头80克；玉米粥1碗。

周三

①痉挛性便秘者食谱

早餐：大米粥1碗，发糕1个，面包2～4片，酱菜适量。

加餐：鲜豆浆1杯。

午餐：瘦肉鸡蛋龙须面1碗，猪瘦肉40克，鸡蛋1个，龙须面100克。

加餐：藕粉1杯。

晚餐：蒸发糕1块；大米粥1碗；肉末豆腐1盘，猪肉15克，豆腐100克。

加餐：蜂蜜牛奶1杯。

②饮食性便秘者食谱

早餐：金银卷1个，麦片粥1碗，煮鸡蛋1个，拌心里美萝卜1盘。

午餐:肉片茭白1盘,猪肉40克,茭白100克;醋熘豆芽1盘,嫩豆芽150克;米饭100克;绿豆汤1碗。

晚餐:清炖牛肉小白菜胡萝卜番茄1碗,牛肉100克,其他菜各50克;凉拌芹菜菠菜丝1盘,芹菜、菠菜各60克;麻酱花卷80克;香蕉1根。

周四

①痉挛性便秘者食谱

早餐:馒头80克;煎鸡蛋1个;什锦小咸菜适量;豆浆加糖1杯,豆浆150克,糖3克。

加餐:果汁1杯。

午餐:滑熘豆腐1盘,豆腐200克;土豆肉片1盘,土豆100克,猪瘦肉20克;番茄鸡蛋汤1碗;大米饭80克。

加餐:果汁1杯。

晚餐:虾仁冬瓜1盘,虾仁15克,冬瓜100克;冬菇烧面筋1盘,面筋60克,冬笋、冬菇各20克;葱油饼1个;大米粥1碗。

加餐:果汁1杯。

②饮食性便秘者食谱

早餐:茶鸡蛋1个,麦片粥50克,拌芹菜适量,高粱面窝头1个。

午餐:土豆肉片1盘,小米粥1碗,大米饭100克。

晚餐:烤地瓜100克,馒头50克,豆腐肉片木耳汤1碗,清炒豆芽1盘。

周五

①痉挛性便秘者食谱

早餐:麦片粥1碗,麦片60克;咸鸭蛋半个;馒头片1~2块;苹果1个。

加餐:苹果1个。

午餐:芹菜肉丝面1碗,芹菜60克,肉丝20克,面条100克。

加餐:果汁1杯。

晚餐:蒸发糕60克,红薯粥1碗,豆腐干2块。

加餐:豆浆冲藕粉 1 杯。

②饮食性便秘者食谱

早餐:煮鸡蛋 1 个,玉米面窝头 100 克,大米粥 50 克,拌土豆丝 100 克。

午餐:肉末雪里红 1 盘,猪肉 20 克,雪里红 100 克;大米饭 100 克;芹菜豆腐汤 1 碗。

晚餐:牛肉炒豌豆 1 盘,牛肉 30 克,豌豆 100 克;馒头 100 克;疙瘩汤 1 碗。

周六

①痉挛性便秘者食谱

早餐:山药粥 100 克,馒头片 1~2 片,豆腐乳 10 克,橘子 1 个。

加餐:香蕉 1 根。

午餐:红烧日本豆腐 1 盘,豆腐 150 克;鸡蛋番茄汤 1 碗,鸡蛋 30 克,番茄 60 克;大米饭 100 克。

加餐:苹果 1 个。

晚餐:玉米面窝头 1 个;小米粥 1 碗;菠菜粉丝 1 盘,菠菜 100 克,粉丝 20 克;豆浆 1 杯。

加餐:果汁 1 杯。

②饮食性便秘者食谱

早餐:高粱米粥 1 碗,面包 2~3 片,豆腐乳 10 克,苹果 1 个。

午餐:猪肉粉丝饺子 1 碗,凉拌菠菜 1 盘,大米汤 1 碗。

晚餐:芹菜肉片 1 盘,芹菜 100 克,猪肉 20 克;番茄鸡蛋汤 1 碗;馒头 80 克。

周日

①痉挛性便秘者食谱

早餐:红薯粥 1 碗,面包 1~2 片,咸菜少许,生黄瓜 1 根。

加餐:橘子 2 个。

午餐:牛肉土豆1盘,牛肉30克,土豆100克;小米粥1碗;馒头60克,苹果1个。

加餐:酸奶1杯。

晚餐:发糕1块,玉米粥1碗,菠菜粉丝1盘,桃1个。

加餐:香蕉1根。

②饮食性便秘者食谱

早餐:鸡蛋羹1碗,豆浆1杯,面包1~2片,拌菠菜心适量。

午餐:绿豆汤1碗,牛肉芹菜面1碗,苹果1个。

晚餐:大米粥1碗,馒头60克,木耳黄花肉片1盘,桃汁1杯。

十三、慢性肝炎患者

1. 定义 慢性肝炎包括慢性迁延性肝炎(简称"迁肝")和慢性活动性肝炎(简称"慢活肝")两类。其病因主要为乙型肝炎病毒,两者均可由急性肝炎演变而来(急性期可以不明显)。如急性肝炎的病程超过6个月至1年,症状持续或肝功能检验仍有异常,即可认为已进入慢性阶段。"迁肝"的病情发展属良性,多数病人迁延多年后病情好转、稳定,肝功能检验恢复正常,达到临床痊愈,极少数变为"慢活肝"。后者病情较复杂,且可有自身免疫机制的参与,最终演变成肝硬化,预后较差。

2. 饮食配餐

周一

早餐:茶鸡蛋1个,花卷50克,大米粥50克,拌芹菜1盘。

加餐:香蕉2个。

午餐:米饭150克,熘肝尖1盘,萝卜羊肉汤1碗。

加餐:西瓜100克。

晚餐:绿豆粥50克,火烧100克,凉拌豆腐丝1盘,麻婆豆腐1盘。

早餐:枸杞大枣鸡蛋汤 1 碗,枸杞子 20 克,大枣 7 枚,鸡蛋 1 个;馒头 60 克;拌菠菜适量。

加餐:苹果 1 个。

午餐:香附乌鸡汤 1 碗,香附 6 克,乌鸡 1 只;熘肝尖 1 盘,猪肝 80 克;大米饭 100 克。

加餐:番茄汁 1 杯。

晚餐:小米粥 1 碗,烧饼 80 克,凉拌海带丝 1 盘,干炸黄鱼 2 条。

早餐:煮鸡蛋 1 个,金银卷 50 克,玉米粥 1 碗。

加餐:桃 1 个。

午餐:豆豉鱼 1 盘,淡豆豉 10 克,鲜鱼 1 条 200 克;紫菜汤 1 碗;大米饭 100 克。

加餐:香蕉 2 根。

晚餐:灵芝煲鸡肉 1 碗,灵芝 10 克,鸡肉 120 克;馒头 60 克;萝卜羊肉汤 1 碗。

早餐:豆浆 1 杯,咸鸭蛋半个,馒头 80 克。

加餐:苹果 1 个。

午餐:狗肉米粥 1 碗,狗肉 300 克,粳米 100 克;花卷 60 克;凉拌豆腐丝 1 盘;红烧豆腐 1 盘。

加餐:香蕉 2 根。

晚餐:小米粥 1 碗,火烧 100 克,拌土豆丝胡萝卜丝 1 盘。

周五

早餐:豆腐脑1碗,面包1～2片,咸菜少许。

加餐:苹果1个。

午餐:萝卜炒猪肝1盘,猪肝100克,白萝卜60克;米饭120克;小米粥1碗。

加餐:橘子1个。

晚餐:山楂甲鱼汤,山楂30克,甲鱼1只500克;凉拌芹菜1盘;馒头80克。

周六

早餐:小米粥100克,花卷50克,蒸鸡蛋羹1个,咸菜适量。

加餐:鲜牛奶1杯。

午餐:大米饭100克,猪肝黄瓜1盘,番茄豆腐汤1碗。

加餐:西瓜150克。

晚餐:红烧牛肉1盘,虾皮冬瓜汤1碗,麻酱花卷60克,小米粥1碗。

周日

早餐:大枣饼1个,拌豆腐丝1盘,酱猪肝适量,豆浆1杯。

加餐:果汁1杯。

午餐:猪肉韭菜包子2个,凉拌黄瓜1盘,绿豆粥1碗,蒸发糕50克。

加餐:猕猴桃2个。

晚餐:大米饭100克,红烧丸子1盘,虾皮菠菜汤1碗,凉拌心里美萝卜1盘。

十四、肝硬化患者

1.定义 肝硬化是在肝炎的基础上,尤其是迁延性肝炎和慢性活动性肝炎,由于久治不愈,逐渐发展而成的一种慢性疾病。其病理改变是肝细胞的变性和坏死,继之以弥漫的纤维化,肝实质细胞形成再生结节,肝小叶结构改建,由纤维间隔分成若干假小叶。肝组织内纤维组织增生,肝质地变硬,故称肝硬化。早期多无明显症状,晚期可发生门脉高压、肝功能衰竭,以及多系统受累的表现。

2. 饮食配餐

早餐:番茄鸡蛋面汤1碗,花卷50克。

加餐:牛奶200毫升。

午餐:绿豆粥1碗,火烧100克,胡萝卜土豆炖鸡肉1碗。

加餐:苹果100克。

晚餐:大米饭150克,麻婆豆腐、熘肝尖各1盘,冬瓜鲜蘑白菜汤1碗。

加餐:柑子1个。

全天膳食可包括牛奶500克,鸡蛋2个,瘦肉200克,米饭350克,蔬菜300克,水果100~200克,蜂蜜50克,白糖50克,植物油12克。

早餐:大米粥1碗,豆沙包1个,煮花生仁少许。

加餐:牛奶1杯。

午餐:馒头80克;红烧鳊鱼1盘,鳊鱼300克;香菜萝卜汤1碗。

加餐:橘子1个。

晚餐:麻酱花卷100克,芹菜肉丝1盘,番茄鸡蛋汤1碗。

加餐:苹果1个。

早餐:小米粥1碗,猪肉包2个,茶叶蛋1个。

加餐：豆浆 1 杯。

午餐：牛肉冬瓜水饺 1 碗，拌肚丝黄瓜丝 1 盘。

加餐：香蕉 2 根。

晚餐：小葱拌豆腐 1 盘，冬瓜排骨汤 1 碗，大米饭 100 克。

加餐：小米汤 1 碗。

周四

早餐：红枣米粥 1 碗，菜包 2 个，豆腐干拌芹菜 1 盘。

加餐：牛奶 1 杯。

午餐：肉丝茄子 1 盘，发面饼 100 克，鸡块冬瓜汤 1 碗。

加餐：黄瓜汁 1 杯。

晚餐：红烧里脊 1 盘，大米饭 100 克，小白菜木耳汤 1 碗。

加餐：香蕉 2 根。

周五

早餐：豆馅饼 1 个，玉米面粥 1 碗，煮花生仁适量。

加餐：牛奶 1 杯。

午餐：大米粥 1 碗；蒸饺 3 个；糖醋排骨 1 盘，排骨 300 克。

加餐：豆浆 1 杯。

晚餐：火爆腰花 1 盘，腰花 200 克，木耳（干）10 克；大米饭 100 克；醋熘白菜 1 盘，白菜 200 克。

加餐：西瓜汁 1 杯。

周六

早餐：大米粥 1 碗，白菜粉条包子 1 个，煮鸡蛋 1 个。

加餐：豆浆 1 杯。

午餐：黄瓜肉片 1 盘，虾皮冬瓜汤 1 碗，大米饭 100 克。

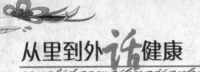

加餐:苹果1个。

晚餐:肉丝鸡蛋木耳番茄打卤面1碗,猪肉15克,鸡蛋30克,木耳(干)8克,番茄80克,面条150克。

加餐:橙子汁1杯。

早餐:红枣米粥1碗,馒头60克,豆腐乳10克。

加餐:豆浆1杯。

午餐:牛肉水饺1碗,拌豆腐丝1盘。

加餐:苹果1个。

晚餐:麻酱花卷100克,菠菜粉丝1盘,白菜豆腐汤1碗。

加餐:草莓汁1杯。

十五、哮喘患者

1. 定义　哮喘是一种慢性支气管疾病,患者的气管因为发炎而肿胀,呼吸管道变得狭窄,因而导致呼吸困难。哮喘可以分为外源性及内源性两类。

2. 饮食配餐

早餐:大米粥1小碗;金银卷(玉米粉、面粉各半)80克,卤猪肝100克。

午餐:米饭150克;清蒸黑鱼1盘,素炒青菜豆腐1盘,黑鱼与青菜共计200克。

晚餐:猪肉白菜馅水饺200克,骨头萝卜黑木耳汤1碗。

加餐:香蕉200克。

早餐：糖豆浆 1 杯，麻酱饼 50 克，拌三丝（青椒、牛肉、香干）1 盘。

午餐：米饭 100 克，清炖鸡块 1 小碗，素炒苋菜 1 盘。

晚餐：玉米粥 1 小碗，熘肚片 1 盘，糖醋卷心菜 1 盘。

加餐：橘子 1 个。

早餐：百合粥 1 碗，馒头 50 克，咸菜适量，拌粉丝 80 克。

午餐：柚子肉炖鸡 1 碗，公鸡肉 300 克；蜂蜜白萝卜汤 1 碗，白萝卜 100 克；大米饭 100 克。

晚餐：红枣炖南瓜 1 碗，南瓜 250 克，大枣 10 个；虫草老鸭汤 1 碗，鸭肉 100 克，虫草 10 克；小窝头 1 个。

加餐：苹果 1 个。

早餐：人参山楂粥 1 碗，山楂 50 克，人参、粳米各 25 克；面包 2～3 片；果酱 5 克。

午餐：银杏全鸭 1 碗，鸭肉 400 克，银杏 50 克；晃子汤 1 碗，鸡血 40 克，北豆腐 40 克，鸡蛋 60 克；大米 100 克。

晚餐：葱姜牛肉饭 1 碗，香米 300 克，牛肉 30 克，葱、姜各适量；白果炒肚片 1 盘，猪肚 300 克，白果 20 克。

加餐：香蕉 2 根。

周五

早餐：百合粥 1 碗，花卷 100 克，咸鸡蛋半个。

午餐：白果虾球 1 盘，河虾 200 克，白果（鲜）20 克，荷兰豆 30 克；丝瓜海蜇汤 1 碗,海蜇头 200 克,丝瓜 200 克;大米饭 100 克。

晚餐:党参烧鲤鱼 1 盘,鲤鱼 400 克,党参 30 克;蜜枣猪肺汤 1 碗,猪肺 300 克,蜜枣 30 克;馒头 100 克。

加餐:西瓜 150 克。

周六

早餐:猪肺粥 1 碗,猪肺 200 克,粳米 60 克,薏苡仁 30 克;火烧 80 克;咸鸭蛋半个。

午餐:拌瓜皮虾 1 盘,海蜇皮 200 克,虾仁 50 克,黄瓜 400 克;枇杷银耳汤 1 碗,枇杷 150 克,银耳(干)10 克;大米饭 100 克。

晚餐:龙井鲍片 1 盘,鲍鱼 300 克,茶叶 25 克,豌豆苗 100 克;丝瓜海蜇汤 1 碗,馒头 80 克。

加餐:香蕉 2 根。

周日

早餐:白果粥 1 碗;蒸发糕 100 克,咸鸡蛋半个。

午餐:鲍鱼香菇煲,鲍鱼 150 克,香菇 65 克;芹菜拌海蜇皮 1 盘,海蜇皮 150 克,芹菜 150 克,虾仁 15 克;大米饭 100 克。

晚餐:三色炒百合 1 盘,柿子椒 20 克,西芹 20 克,木耳(干)6 克,百合 100 克;沙参玉竹猪肺汤 1 碗,猪肺 300 克,沙参、玉竹各 30 克;馒头 90 克。

加餐:番茄汁 1 杯。

十六、肝癌患者

1. 定义　肝癌分原发性和继发性两种。继发性肝癌系由于其他脏器的肿瘤经血液、淋巴或直接侵袭到肝脏所致;原发性肝癌系原因不明的疾病。它是我国常见恶性肿瘤之一,病死率在恶性肿瘤中居第三位,仅次于胃癌和食管癌。本病可发生于任何年龄,以 40～49 岁为多,男女之比为 3～5∶1。

2. 饮食配餐

早餐:甜牛奶 300 毫升;煮鸡蛋 50 克,面包 50 克。

加餐:藕粉 30 克,饼干 30 克。

午餐:米饭 100 克;肉末豆腐 1 盘,肉末 50 克,豆腐 150 克;素炒芦笋 1 盘,芦荟 100 克。

加餐:苹果 200 克。

晚餐:面片或面条 100 克;番茄黄瓜炒鸡蛋 1 盘,番茄 100 克,黄瓜 100 克,木耳 3 克,鸡蛋 50 克。

加餐:鲜牛奶 1 杯,牛奶 280 毫升,糖 70 克。

早餐:豆浆 200 毫升,煮鸡蛋 50 克,蒸发糕 50 克。

加餐:苦菜汁 1 杯,面包 1～2 片。

午餐:枸杞甲鱼 1 碗,枸杞子 35 克,甲鱼 160 克;大米饭 100 克。

加餐:西瓜 150 克。

晚餐:芡实炖肉 1 碗,芡实 25 克,猪瘦肉 100 克;番茄豆腐汤 1 碗,番茄 50 克,豆腐 150 克;馒头 100 克。

加餐:蜜桃汁 100 毫升。

早餐:山药扁豆粥 1 碗,怀山药 30 克,扁豆 10 克,粳米 100 克;面包 2～3 片;咸菜少许。

加餐:藕粉 1 碗,藕粉 30 克。

午餐:茯苓清蒸桂鱼1碗,茯苓15克,鳜鱼150克;木耳黄花1盘,木耳(干)6克,黄花(干)6克;大米饭100克。

加餐:苹果50克。

晚餐:桃仁牛血羹1碗,桃仁3克,新鲜牛血150克;木须肉1盘,猪肉30克,木耳(干)6克,鸡蛋50克;馒头60克。

加餐:香蕉2根60克。

周四

早餐:苡仁赤豆粥1碗,薏苡仁、赤小豆各25克,红枣5个,白糖10克,粳米100克;咸鸭蛋半个;火烧80克。

加餐:鲜豆浆100毫升。

午餐:宫保鸡丁1盘,鸡肉200克,葱头50克,花生仁50克;佛手猪肝汤1碗,佛手10克,猪肝150克;大米粥100克。

加餐:橘子50克。

晚餐:胡桃人参汤1碗,胡桃仁20克,人参15克;黄瓜木耳炒鸡蛋1盘;馒头80克。

加餐:鲜牛奶200毫升。

周五

早餐:蒲公英米粥1碗,蒲公英20克,粳米50克;煮鸡蛋50克;面包1~2片;咸菜少许。

加餐:豆浆冲藕粉1杯。

午餐:生鳖鱼肉1碗,鳖鱼400克;败酱卤鸡蛋汤1碗,败酱草80克,鸡血藤16克,鸡蛋50克;大米饭100克。

加餐:大蒜西瓜汁150克,大蒜30克,西瓜300克。

晚餐:猕猴桃根炖肉1碗,猕猴桃根80克,猪瘦肉180克;山药扁豆粥1碗,怀山药25克,扁豆10克,粳米110克;馒头80克。

加餐:苦菜汁1杯。

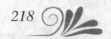

周六

早餐：藕汁蛋 1 个，豆腐脑 1 碗，面包 2~3 片，豆腐乳少许。

加餐：苹果 1 个。

午餐：茯苓清蒸鳜鱼汤 1 碗；红烧豆腐 1 盘，北豆腐 150 克；大米饭 90 克。

加餐：鲜牛奶 150 毫升。

晚餐：荠菜鲫鱼汤 1 碗，鲫鱼 1 条，荠菜 25 克；清炒蒜苗 1 盘，蒜苗 150 克；馒头 80 克。

加餐：橘子 1 个。

周日

早餐：山药豌豆粥 1 碗，怀山药 25 克，豌豆 8 克，粳米 80 克；发糕 80 克；咸鸭蛋半个。

加餐：番茄汁 1 杯。

午餐：熘肝尖 1 盘，猪肝 150 克；大米饭 100 克；芹菜豆腐汤 1 碗。

加餐：石榴 1 个 100 克。

晚餐：松仁玉米 1 盘，松仁 20 克，玉米 180 克；红薯粥 1 碗；馒头 60 克。

加餐：西瓜 150 克。

十七、结肠癌患者

1. 定义 结肠癌（包括直肠癌）是大肠的腺癌，是胃肠道中常见的恶性肿瘤。好发部位为直肠及直肠与乙状结肠交界处，占 65%，发病多在 40 岁以后，男女之比为 2~3∶1。其病因尚未明确，但本病的发生与多脂肪少纤维的饮食有关，腺瘤状息肉、结肠血吸虫、非特异性溃疡性结肠炎、细菌性痢疾、阿米巴肠病等亦与本病发生密切相关。约 40% 的结肠癌分布于直肠及直肠乙状结肠曲,其余分布于乙状结肠、盲肠、升结肠、降结肠、横结肠及肝、脾曲等处。结肠癌主要为腺癌,其余为黏液腺癌及未分化癌,大体形态可呈息肉状、溃疡型等。结肠癌可沿肠壁环行发展,沿肠管纵径上下蔓延或向肠壁深层浸润,除可经淋巴管、血流转移和局部侵犯外,可向腹腔内种植或沿缝线、切口面扩散。多见于中年以上男性,由腺瘤息肉癌变者发病年龄较轻。

2. 饮食配餐

早餐:小米粥 1 小碗,小米 50 克;玉米面发糕 50 克;拌圆白菜 1 份,圆白菜 50 克。

加餐:苹果 1 个 200 克。

午餐:包子 2 个,鸡蛋 50 克,白菜 100 克,芹菜 100 克,面粉 100 克;番茄汤 1 小碗,番茄 50 克,黄瓜 50 克,淀粉 10 克。

加餐:冲藕粉 1 小碗,藕粉 30 克,白糖 10 克;蔬菜饼干 2 片,面粉 20 克。

晚餐:大米粥 50 克;馒头 50 克;北豆腐 100 克;蒸蒜拌茄泥 1 份,茄子 100 克。

加餐:甜牛奶 1 杯,鲜牛奶 250 毫升,白糖 5 克;蛋糕 50 克。

全日烹调用油 10 克,食盐 6 克。此方适用于术后恢复期。

早餐:山楂田七粥 1 碗,山楂 20 克,田七 5 克,粳米 60 克;高粱面窝头 50 克;凉拌土豆丝 1 盘,土豆 100 克。

加餐:香蕉 2 根 100 克。

午餐:桑葚猪肉汤 1 碗,桑葚 30 克,大枣 6 个,猪肉 100 克;凉拌芹菜 1 盘,芹菜 150 克;大米饭 80 克。

加餐:豆浆 1 杯 100 毫升。

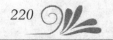

晚餐:木瓜炖大肠汤 1 碗,木瓜 8 克,猪大肠 50 克;清炒豆芽 1 盘,豆芽 200 克;馒头 60 克。

加餐:苹果 200 克。

早餐:槐花粥 1 碗,槐花 25 克,粳米 100 克,红糖 15 克;面包 2~3 片;咸菜适量。

加餐:豆浆 150 毫升。

午餐:海带炖猪肉 1 碗,海带(干)8 克,猪肉 50 克;素炒菠菜 1 盘,菠菜 250 克;大米饭 100 克。

加餐:苹果 1 个 100 克。

晚餐:红烧带鱼 1 盘,带鱼 250 克;麦麸面包 100 克,黄油 3 克。

加餐:西瓜 150 克。

周四

早餐:蒸发糕 100 克,煮鸡蛋 50 克,咸菜少许。

加餐:新鲜柑橘汁 100 毫升。

午餐:胡萝卜龙眼排骨汤 1 碗,胡萝卜 30 克,龙眼葡萄 30 克,排骨 200 克;馒头 50 克。

加餐:酸奶 100 毫升。

晚餐:大豆米饭 100 克;丝瓜西葫芦 1 盘,丝瓜、西葫芦各 100 克。

加餐:苹果 200 克。

周五

早餐:麦麸面包 3~4 片,煮鸡蛋 50 克。

加餐:山楂汁 60 毫升。

午餐:香菇炖鸡块 1 盘,香菇(干)6 克,鸡肉 200 克;大米饭 100 克。

加餐：苹果汁 80 毫升。

晚餐：清炒油菜 1 盘，油菜 250 克；鸡汁芦笋汤 1 碗，鸡汁 30 克，芦笋 50 克；馒头 80 克。

加餐：番茄汁 1 杯。

周六

早餐：麦麸面包 90 克，咸鸡蛋半个。

加餐：蜂蜜冲牛奶 100 毫升。

午餐：枸杞肉片炒豆腐 1 盘，枸杞子 6 克，猪肉 50 克，北豆腐 150 克；凉拌卷心菜 1 盘，卷心菜 100 克；馒头 100 克。

加餐：苹果 50 克。

晚餐：银耳莲子冰糖羹 1 碗，银耳（干）6 克，莲子 35 克，冰糖 3 克；凉拌菜花 1 盘，菜花 100 克。

加餐：香蕉 2 根。

周日

早餐：蒸发糕 80 克，煮鸡蛋 50 克。

加餐：沙棘汁 100 毫升。

午餐：紫菜烧鱼 1 盘，紫菜（干）5 克，鲤鱼 250 克；蒸红薯 100 克；米饭 50 克。

加餐：刺梨汁 100 毫升。

晚餐：新鲜野菜水饺 1 碗，野菜 150 克，面粉 300 克。

加餐：新鲜草莓汁 100 毫升。

第五章
开启生活健康之门

JIANKANG

一、服装鞋帽卫生

1. 洗衣、干衣时避免烫伤　当进行高温洗涤或干衣程序时,不可碰触机门玻璃,以免烫伤。拿出烘干的衣物时,要小心衣物上的金属部分,如拉链、纽扣等,以免烫伤。

2. 衣领袖除脏　如果衣领和袖口较脏,可将衣物先放进溶有洗衣粉的温水中浸泡 15~20 分钟,再进行正常洗涤,就能洗干净。

3. 洗衣粉用量　若衣服不太脏或洗涤时泡沫过多,则要减少洗衣粉用量。避免洗衣粉使用过量,不仅省钱而且保护环境,可令洗衣机更耐用。

4. 除去万能胶　衣服上沾上了万能胶,可将丙酮或香蕉水滴在斑迹上,然后用刷子刷,再用清水洗净。

5. 面包能消除衣服油渍　用餐时,衣服如果被油渍所染,可用新鲜白面包轻轻磨擦,油渍即可消除。

6. 清除白袜子发黄　发黄的白袜除黄,可用洗衣粉溶液浸泡 3 分钟后再进行洗涤。对于衣服上的奶渍,可用洗衣粉进行污渍预处理,然后再进行正常洗涤。

7. 防牛仔裤褪色　可以把新买来的牛仔裤放入浓盐水中浸泡 12 小时后,再用清水洗净,以后再洗涤时就不会褪色了。

8. 拉链的保养　拉链不能拉得太急、太猛;不能绷得太紧;保持干燥,防止和酸、碱东西接触;拉链发涩,可涂点蜡,轻轻拉几下,就不涩了。

9. 巧除领带上的皱纹　打皱的领带,不用熨斗烫也能变得既平整又漂亮,只要把领带紧卷在啤酒瓶上,第二天再用时,原来的皱纹就消除了。

10. 白背心发黑除黑法　白背心穿久了会出现黑斑,可取鲜姜 100 克捣烂放锅内加 500 毫升水煮沸,稍凉后倒入洗衣盆,浸泡白背心 10 分钟,再反复揉搓几遍,黑斑即可消除。

11. 香水瓶的利用方法　用完的香水瓶、化妆水瓶等不要立即扔掉,把它们的盖打开,放在衣箱或衣柜里,会使衣物变得香气怡人。

12. 晾晒衣服要诀 1　衣服最好不要在阳光下曝晒,应在阴凉通风处晾至半干时,再放到较弱的太阳光下晒干,以保护衣服的色泽和穿着寿命。

13. 晾晒衣服要诀 2　晾晒衣服不可拧得太干,应带水晾晒,并用手将衣服的襟、领、袖等处拉平,这样晾晒干的衣服会保持平整,不起皱褶。

14. 巧用 84 消毒液　洗衣时,白色纯棉织物易被其他有色衣服染色,可将被染衣服泡到稀释后的 84 消毒液中,利用其脱色性,还衣服的本来面目。

15. 防衣物褪色两法　洗涤深色棉织物时加适量醋,可防止其褪色,且光泽如新;新买的有色花布第一次下水时,加盐浸泡 10 分钟可防止布料褪色。

16. 巧选羽绒服 1　一般选含绒量多的为好。可将羽绒服放在案子上,用手拍打,蓬松度高说明绒质越好,含绒量也越多。

17. 巧选羽绒服 2　全棉纺绒布表面有一层蜡质,耐热性强,但耐磨性差;纺绒尼龙绸面料耐磨耐穿,但怕烫怕晒。选购涤棉面料的羽绒服较好。

18. 皮鞋霉斑清除法　皮鞋放久了发霉时,可用软布蘸酒精加水(1:1)溶液进行擦拭,然后放在通风处晾干。对发霉的皮包也可如此处理。

19. 防止毛衣缩水法　洗涤时水温不要超过 30℃,用中性肥皂片或洗涤剂洗涤,过最后一遍水时加少许食醋,能有效保持毛衣的弹性和光泽。

20. 穿旧的白色毛衣除黑法　白色毛衣穿旧了会逐渐发黑,将毛衣清洗后放入冰箱冷冻 1 小时,再取出晾干,即可洁白如新。

21. 巧选睡衣法　棉质睡衣柔软、贴身、透气性能好;睡衣忌色彩鲜丽,浅色有安眠宁神作用;要足够肥,不能过小或刚刚好,要易穿、易脱。

22. 巧修皮鞋法　用棉花蘸鸡蛋清擦裂缝处,再用鞋刷子蘸鞋油来回擦几遍就能使皮鞋光亮如新。

23. 毛衣磨亮除亮法　毛衣穿久了,有些部位会磨得发亮,可用醋、水各半的混合液在发亮部位喷洒一下,再洗涤就可恢复原样。

24. 辨识驼毛 1　优质驼毛纤维长、有光泽,毛色有杏黄色、棕红色、银灰色、白色等,较差的呈黑色,毛也较粗。假驼毛一般毛纤维短且粗。

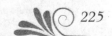

25. 辨识驼毛 2 优质驼毛手感柔软,富有弹性,干燥。假驼毛手感和弹性一般较差,有的还有潮湿感;取适量驼毛浸泡或水煮几分钟,假驼毛会褪色。

26. 羽绒被去湿法 羽绒被吸湿性能和排湿性能都十分好,不需频繁晾晒,若在户外晒时,也需盖上一块布,经一小时的"通风"即可,也可在阴凉处晾 1 个小时。

27. 衣橱除霉法 衣橱里可喷些普通香水,去除霉味。

28. 防止兔毛衣掉毛法 不要因为兔毛衫掉毛就不再穿它了,可把它装进一个塑料袋中放入冰箱内冷藏 3~4 天,就可以防止它掉毛了。

29. 恢复羊毛衫光泽与柔软度方法 洗涤时在温水中加放适量干洗剂和氨水,漂洗时再加几滴醋,可以帮助恢复毛织物原有的光泽及柔软度。

30. 防止羊毛衫衣物缩水方法 洗衣服的水温控制在 35℃左右,用高级中性洗涤剂洗涤,水与洗涤剂的比例应为 3:1。

31. 羊毛衫不掉毛法 将半盆凉水溶解一汤匙淀粉,把羊毛衫浸透后拿出来,不要拧,沥净水后放在溶有少量洗衣粉的水中,浸泡 5 分钟再漂净。

32. 清除絮状物法 衣物晾干后,有些面料的衣物爱沾絮状物,可以找一块浸水后拧干的海绵来擦拭衣物表面,可轻松除去其表面的杂物。

33. 清洁皮衣毛领方法 用干洗剂或者用羊毛专用洗涤剂清洗,清洗时要轻揉,并用清水涮净,之后要阴干,或者用吹风机吹干并用梳子理顺。

34. 除去汗渍法 用新鲜冬瓜挤出汁液涂抹在汗渍处搓擦,然后漂净,即可除去衣服上的汗渍。

35. 除去葡萄汁方法 不慎将葡萄的汁液滴在棉质衣服上,用肥皂洗涤去不掉污渍,还会使其颜色加重,应用白醋浸泡污渍处数分钟,然后用清水洗净。

36. 矮个女孩巧穿衣 避免穿两截式服装,不妨多穿连身的小碎花洋装。如果有腰带应选用质料轻柔的,宽而硬挺的皮质、塑胶硬带都应避免。

二、食物卫生

1. 巧炒虾仁 虾仁入碗,加少许食盐、食用碱粉,手抓搓后入清水浸泡,再用清水洗净,这样炒出虾仁会晶莹透明,爽嫩可口。

2. 巧煮水饺 500 克面粉掺入 6 个蛋清,使面里蛋白质增加,包的饺子下锅后蛋白质会很快凝固收缩,饺子起锅后收水快,不易粘连。

3. 生米煮熟妙法 米饭夹生,用筷子在饭内扎些直通锅底的孔,洒入少许黄酒重焖,若只表面夹生,只要将表层翻到中间再焖即可。

4. 巧焯蔬菜 烹调蔬菜时如果必须要焯,焯菜的水最好尽量利用,如做水饺的菜焯好的水可适量放在肉馅里,这样即保存营养,又使水饺馅味美有汤。

5. 巧炒鸡蛋 将鸡蛋打入碗中,加入少许温水搅拌均匀,倒入油锅里炒,炒时往锅里滴少许酒,这样炒出的鸡蛋蓬松、鲜嫩、可口。

6. 中药妙用 炖肉时用陈皮,香味浓郁;吃牛羊肉加白芷,可除膻增鲜;自制香肠用肉桂,味道鲜美;熏肉熏鸡用丁香,回味无穷。

7. 和面技巧 包饺子时面要和的略硬一点,和好后放在盆里盖严密封,饧 10~15 分钟,等面中麦胶蛋白吸水膨胀,充分形成面筋后再包饺子。

8. 如何食用香菜 香菜富含香精油,香气浓郁,香精油易挥发,经不起长时间加热,要保留其香气,最好在食用前加入。

9. 淀粉巧用法 烹调蔬菜时,加点含谷胱甘肽的淀粉,不但对维生素有保护作用,还可使汤变浓稠,蔬菜美味可口。

10. 巧除糊米饭法 米饭烧糊关火后在米饭上一块面包皮,盖上锅盖,5 分钟后面包皮即可把糊味吸收。

11. 煮水饺不粘法 1 煮饺子时添足水,水开后放 2% 的食盐。这样,饺子不仅不粘皮、粘底,还会色泽变白,汤清饺香。

12. 煮水饺不粘法 2 饺子煮熟以后,用笊篱捞出饺子,放温开水中浸涮一下,装盘的饺子不互粘。

13. 菜汤营养全 菜汤比青菜更有营养。比如小白菜炒好后,会有70%的维生素 C 溶解在菜汤里。

14. 怎样炒虾味道更鲜美 鲜虾用浸泡桂皮的沸水冲烫一下后再炒,味道更鲜美。

15. 蔬菜现炒现吃好 现炒现吃的蔬菜营养更好,长时间保温和多次加热的蔬菜没营养。要使菜梗易熟,可在快炒后加少许水焖熟。

16. 炒荤素菜有讲究 炒荤菜,要先加酒,再点醋,菜会变香。炒豆芽之类的素菜,加醋后味道好营养也好,因为醋对维生素有保护作用。

17. 豆腐怎样做更好吃 豆腐下锅前,先在开水中浸泡 10 多分钟,便可除去卤水味,这样做出的豆腐口感好味道也好。

18. 有些人不宜食用豆腐 食用豆腐后有胸闷、反胃等现象,则应停止食用;易腹泻、腹胀脾虚者,也不宜多食豆腐。

19. 鸡蛋壳不破裂法 在冷水中浸泡的鸡蛋再放入热水里煮,鸡蛋壳不破裂而且易剥。

20. 微波炉做菜技巧 用微波炉做菜,先用调料浸透原料。如若不浸透会很难入味,且葱、姜、蒜等增香的作用也难以发挥。

21. 怎样吃萝卜才健康 萝卜的营养成分主要是钙,90%的钙都在萝卜皮中,所以吃萝卜最好不要削皮。

22. 开水煮饭好 用开水煮饭,不仅免受自来水中氯气的破坏,而且避免维生素 B_1 受损失。

23. 烤箱烤肉妙法 在烤箱里放一只盛有水的器皿,可使器皿中的水随烤箱内温度的升高而变成水蒸气,避免烤肉焦煳。

24. 怎样除带鱼油腥味 用碱水泡过的带鱼再用清水洗净,就很容易除去腥味和油腻。

25. 煮排骨新招 煮排骨时放点醋,可促使排骨中的钙、磷、铁等无机盐溶解出来,有利于吸收,营养价值更高。

26. 巧剥蒜皮 温水泡蒜 3~5 分钟捞出,手搓蒜皮即可脱落。如用蒜量多,将其摊在案板上,用刀轻轻拍打蒜皮即可脱落。

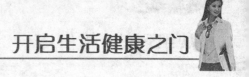

27. 炸馒头片妙法 冷水里浸过馒头片再炸,这样炸好的馒头片焦黄酥脆,既好吃又省油。

28. 如何使咸汤变淡 做菜或做汤时,如果做咸了,可拿个土豆切两半,入汤里煮几分钟,能使汤由咸变淡。

29. 怎样使陈米有光泽 在洗净的陈米中加入 1/4 或 1/5 啤酒煮饭,这样蒸出来的米饭香甜且有光泽。

30. 水饺汤营养高 因饺子皮和馅中的水溶性营养素除小部分损失外,大部分都溶解在汤里。所以,吃水饺最好把汤也喝掉。

31. 鲜黄花菜不宜食用 鲜黄花菜内含有毒物质秋水仙碱,食用后会导致恶心、腹泻等,因此要食干黄花菜。

32. 剁肉馅新法 将肉放入冰箱冷冻,待完全冻实后取出,用擦菜板擦肉,很容易就能把冻肉擦成细条,而后剁几刀即可。

33. 巧煮汤、肉法 用冷水慢慢煮肉,汤味鲜美;用热水慢慢煮肉,肉味鲜美。

34. 甲鱼冷藏妙招 夏天将甲鱼养在冰箱冷藏的果盘盒内,既可防止蚊子叮咬,又可延长甲鱼的存活时间。

35. 解冻食品技巧 解冻鱼类:宜在 40℃~50℃ 的 5% 食盐水中解冻;解冻蛋品:可装在不透水的金属容器中,将容器浸在 20℃ 的水中迅速解冻。

36. 巧切松花蛋 将刀在热水中烫一下再切或用丝线将松花蛋割开,均可将松花切漂亮。

37. 忌用茶叶煮鸡蛋 因茶叶中含生物碱和多种酸化物质,这些化合物与鸡蛋中的铁元素结合,对胃有刺激作用,不利于消化吸收,故不宜用茶叶煮鸡蛋。

38. 除瓜果有害物法 将瓜果在盐水中浸泡 20~30 分钟,可去除瓜果表皮残存的农药或寄生虫卵,盐水还有杀灭某些病菌的作用。

39. 高压锅妙用 高压锅烹调时间从限压阀首次出气算起。鸡 1 千克加水 2 千克,18 分钟可脱骨;排骨 1 千克加水 2 千克,20 分钟可脱骨;牛肉 1 千克加水 2 千克,17 分钟即可将肉煮烂;大米 1 500 克加水 1 千克,9分钟即可煮熟。

40.巧炸鱼类法 把收拾好的鱼放到牛奶里泡一下,取出后裹一层干面粉,再入热油锅中炸制,其味道格外香美。

41.巧除大枣皮 将干的大枣用清水浸泡3小时,然后放入锅中煮沸,待大枣完全泡发时,将其捞起后很容易剥皮。

42.使油不变质法 在植物油中加入少量维生素C可抗氧化,使油不变质。

43.柿子不能空腹吃 空腹吃生柿子,若遇胃里的游离酸含量较高时,就会凝结成块形成柿石,可引起肚子痛、呕吐等。

44.海参贮藏法 将晒干的海参装入双层食品塑料袋中,加几头蒜后扎紧袋口,悬挂高处,不易变质生虫。

45.巧除鲜桃毛 将鲜桃放入加过少许食用碱的清水中浸泡3分钟,搅动几下,桃毛就会很容易洗掉。

46.如何辨别生熟西瓜 托起西瓜,用手弹震,托瓜的手感到颤动震手的是熟瓜,没有震荡感的是生瓜。另外,熟瓜可浮水面,生瓜会沉在水里。

47.鲜牛奶辨别法 新鲜牛奶能沉于清水中,不新鲜的则浮于水面且立即散开;把一滴牛奶滴在指甲上,呈球状停留于指甲上的是鲜奶,否则不新鲜。

48.巧用料酒 烹调用酒的最佳时间是锅内温度最高时。所有调料中,酒须最早加入,如炒虾仁要待其熟后,先放酒再加食盐;红烧鱼煎制完成后应立即放酒。

49.大米贮藏法 大米桶内放几块甲鱼壳可以防止蛀虫和蚂蚁。

50.蔬果保鲜法 将吃不完的削皮蔬果浸于凉开水里,能保鲜和防止其氧化,如苹果、梨、土豆等。

51.口腔溃疡病患者不宜吃西瓜 西瓜利尿,口腔溃疡病患者吃多了会使体内所需正常水分随尿排出,加重口腔溃疡,不利于治疗。

52.米饭不变质 煮饭时加入2‰的食醋,可使米饭保持新鲜,且无酸味,不易变馊。

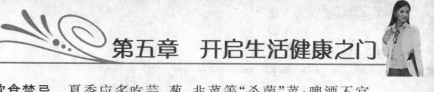

53. 夏季饮食禁忌　夏季应多吃蒜、葱、韭菜等"杀菌"菜；啤酒不宜与熏鱼等烟熏食品同食，否则易诱发消化道疾病，甚至肿瘤。

54. 解暑治感冒法　将绿豆、红豆和黑大豆（各 10 克）置锅中，加清水600 毫升，开花后熬 20 分钟，冷却食用。可清热解暑，还可治伤风感冒。

55. 食盐妙用法　鱼放在冰箱中冷冻时常变得干硬，若置于盐水中冷冻，鱼就不会发干；糖拌番茄时，放少许盐会更甜，因为盐能改变其酸糖比例。

56. 巧妙使用白醋　同比例清水与白醋溶液能除咖啡壶渣滓和水垢，在加了适量白醋的水中浸泡衣服能使之更白亮；花瓶中加点糖、白醋能使鲜花保鲜。

57. 巧剥板栗皮　用刀将板栗外壳切缝后，放入沸水中煮 3～5 分钟，然后捞出，再放入冷水中浸泡 3～5 分钟，这时很容易将皮剥去。

58. 怎样切肥肉　切肥肉时，可先将肥肉蘸一下凉水，然后放在案板上，边切边洒点凉水，这样切着省力，肥肉也不会滑动，且不易粘案板。

59. 如何做丸子　丸子、松肉的配料比例：在烹饪丸子或松肉菜肴时，只要是按 50 克肉、10 克淀粉的比例调料，就能使松肉松酥、丸子软嫩。

60. 除烟垢新法　取适量红糖放口中含 10 分钟后刷牙 2～3 分钟，漱口。再用盐碱水（清水掺食盐、食碱各 50 克）刷牙 2 分钟。每日 2 次，1周后烟垢可脱落。

61. 如何除咸肉异味　咸肉放时间长了会有一股辛辣味，在煮咸肉时放 1 个白萝卜，然后再烹调，辛辣味即可除去。若咸肉仅表面有异味，用水加少量醋清洗即可。

62. 如何擀面条　用灌有热水的玻璃瓶子擀面条，不但省力，还能使硬面变软。

63. 香蕉保鲜法　将待熟的香蕉放入冰箱内贮存，能使香蕉在较长时间内保鲜。

64. 常饮红葡萄酒有益健康　酿酒用的葡萄皮有丰富的抗氧化剂，经常适量饮点红葡萄酒，能增加好的胆固醇，减少血管硬化，有益身体健康。

65. 煮粥加碱不科学 加碱熬出来的粥虽然显得黏稠、滑口,但粥内一些重要的营养成分大部分都被破坏了。因此说,熬粥加碱的做法是不科学的。

66. 烧鱼妙法 烧鱼之前,先将鱼下油锅炸一下。如烧鱼块,应裹一层薄薄的淀粉再炸,炸时注意油温宜高不宜低,这样烧出的鱼才不易碎。

67. 巧洗葡萄法 葡萄去蒂放在水盆里,加入适量面粉,用手轻搅几下,然后将浑浊的面粉水倒掉,用清水冲净即可。

68. 不能同食的几种食物 鸡肉与芹菜同食会伤元气;牛肉与栗子同食后会呕吐;兔肉与芹菜同食会伤头发;蟹与柿子同食会中毒;洋葱与蜂蜜同食会伤眼睛。

69. 吃羊肉有助于减肥 吃羊肉有助于保持健美体形,羊肉是理想的肉碱来源,这种和氨基酸类似的物质能帮助细胞"烧"掉人体多余的脂肪。

70. 炒青菜脆嫩法 在炒黄瓜、莴笋等青菜时,洗净切好后,撒少许盐拌和,腌渍几分钟,控去水分后再炒,能保持脆嫩清鲜。

71. 怎样使鱼刺不卡喉 细小鱼刺卡喉,可取维生素 C 一片,含服慢慢咽下,数分钟后,鱼刺就会软化清除。

72. 牛奶可去鱼腥味 用适当牛奶浸泡生鱼片后,再烹炸,可以去掉鱼腥味而且口味更佳。

73. 巧辨食物生熟法 打开蒸锅锅盖,用划燃的火柴凑近热蒸气,若火焰奄奄一息甚至熄灭,就说明食物基本熟了。

74. 巧做三明治 做三明治时,应先把吐司放在冰箱内冻一下,这时吐司会变硬,不但好切也易涂奶油,等到三明治做好要吃时,吐司已恢复原来蓬松的弹性。

75. 节约煤气法 蒸东西时,蒸锅水不要放得太多,一般以蒸好后锅内剩半碗水为宜,这样做可最大程度节约煤气。

76. 茶味妙用法 将晾干的残茶装袋置衣橱内,可除衣物异味。吃生葱、蒜后,弄一些残茶叶在口里嚼一会儿,葱、蒜味便能慢慢消除。

77. 怎样使菜叶由黄变绿 菠菜等青菜的叶,如果有些轻度变黄,焯时放一点盐，颜色能由黄变绿。

78. 巧验葡萄酒　将白色餐巾纸铺在桌上，将葡萄酒晃几下，倒少许在纸面上，如果红色不能均匀分布，或纸面上有沉淀物，则酒是用色素对成的。

79. 食盐妙用法　用淡盐水浸泡菜叶，小虫受到盐的刺激，便很快和菜叶分开，由于盐水的比重较大，小虫会浮在水面上，很容易从盆中倒出。

80. 如何巧用残茶味　把残茶晒干后，放在厕所或臭水沟渠旁燃烧，能消除恶臭。将晒干后的残茶燃烧，可以驱除蚊虫。

81. 果蔬冷藏法　刚买的水果和非叶类蔬菜，不宜立即放入冰箱冷藏，因为低温会抑制果菜酵素活动，无法分解残毒，应先放 1～2 天，使残毒有时间被分解。

82. 巧洗葡萄　葡萄经淡盐水浸泡可杀菌，但冲洗后有时表面还残留一层白膜，可挤些牙膏，把葡萄粒置于手掌间轻揉，再以清水洗净。

83. 柚子皮白筋妙用法　将柚子皮的白筋撕下，置通风处，待干硬时，用刺有小孔的塑胶袋装好，可用做肉类去膻的辛香料，也可放在橱柜内防虫蚁，或放入米缸内防虫。

84. 喝茶有讲究　草酸易与钙结合形成结石，而茶中含有草酸，因此日常饮茶要浓淡适度且不过量，食用含钙食物，如豆腐、虾皮后尤其不宜马上喝茶。

85. 醋可美容　对于女人来说，醋除了饮食之外，还可用来美容，每次在洗手之后先敷一层醋，保留 20 分钟后再洗掉，可以使手部的皮肤柔白细嫩。

86. 煮豆不脱皮法　煮红豆、绿豆时，先浸水 1 小时再以小火煮 10 分钟，然后熄火焖半小时再煮，可保持豆粒完整而汤汁香浓，且豆壳和豆沙不脱离。

87. 切牛肉妙招　切牛肉丝或牛肉片时，为使刀工漂亮，可将整块牛肉包好，放冰柜冰冻半小时，待外形冻硬固定时，再取出切割，就容易多了。

88. 茄子可除鱼、虾味　炸过鱼、虾的花生油用来炒菜时，常会影响菜肴的清香，但只要用此油炸一次茄子，即可使油变得清爽，而吸收了鱼虾味的茄子也格外好吃。

89. 适量饮咖啡有助于减肥　午饭后半小时至 1 个小时内，喝杯浓郁的不加糖咖啡,可促进脂肪燃烧;下班前再喝1杯咖啡,并配合步行,有助于减肥。

90. 吃荔枝注意事项 荔枝表皮存有保鲜剂,易致肠胃不适;荔枝性温热,一次不宜多吃,吃后最好饮用食盐水或绿豆茶消暑降火。

91. 茶叶与糖类不宜放一起 茶叶与食糖、糖果不宜一起存放。茶叶易吸潮,而食糖、糖果却恰恰含水分多,这两类物品存放在一起,就会使茶叶因受潮而发霉或变味。

92. 夏季如何保存茶叶 夏季茶叶容易受潮,若把受潮的茶叶放到太阳下晒就会走味。可用铁锅慢火炒至水汽消失,晾干后密封保存,可保持其原味。

93. 如何选茶叶 选茶叶时,一看匀度,将茶叶倒入茶盘里,手拿茶盘向一定方向旋转数圈,使不同形状的茶叶分出层次,中段茶越多表明匀度越好;二看茶叶松紧,紧而重实的质量好,粗而松弛、细而碎的质量差;看净度,茶叶中有较多茶梗、叶柄、茶籽及杂质的质量差;三看色泽,绿茶翠绿有光的质量好;红茶褐色带油润的质量好,若绿茶含较多白毫,红茶含较多橙黄色芽头,均为高级茶。

94. 巧喝香茶 如果你身边只有温开水而又想喝到浓郁的香茶,可在温开水中放少许白糖或红糖,搅拌溶解,然后放入茶叶,5分钟后,你便能如愿以偿。

95. 西瓜保鲜法 将西瓜浸入 15% 的盐水中 $3\sim5$ 日,捞出揩干,再用西瓜蔓叶中挤出的水汁涂一遍,密封于聚乙烯塑料袋内,放入地窖,可使西瓜保鲜半年。

96. 冰箱妙用 受潮软化的饼干放入冰箱冷藏几天,即可恢复原状;切洋葱等蔬菜时,可将其去皮放入冰箱冷冻室存放数小时后再切,就不会刺眼流泪了。

97. 番茄、黄瓜不宜放冰箱储存 将番茄、黄瓜放入冰箱存放,其表皮会呈现水浸状态,从而失去它们特有的风味,乃至变质腐败,不能食用。

98. 炒洋葱宜放面粉、酒 切好的洋葱蘸点干面粉,炒熟后色泽金黄,质地脆嫩,味美可口。炒洋葱时,加少许白葡萄酒,不易炒焦。

99. 巧拔仙人掌软刺　仙人掌之类的植物软刺扎进皮肤时,可用伤湿止痛膏贴在扎刺的部位,在灯泡下烘烤一会儿,然后快速将其揭去,刺就会被拔出。

100. 怎样使锅不溢　熬粥时,稍不注意便会溢锅。如果往锅里加5～6滴植物油或动物油,就可避免粥汁溢锅。

101. 巧做拔丝　在熬制拔丝菜用的糖汁时,加入同大米粒大小的明矾,就能延长凝结时间,并使糖丝拉得更长。

102. 变质葡萄糖妙用法　变质的葡萄糖粉捣碎撒入花盆土周围,3天后黄叶就会变绿,长势茂盛。其适用于吊兰、刺梅、万年青、龟背竹等。

103. 食盐妙用法　面发酵得好坏是制作馒头、包子等各类主食的关键,发面时可加入少量食盐,这样发出的面气泡多,蒸出的主食松软可口。

104. 巧去异味法　吃过大蒜后,喝杯牛奶,可消除大蒜遗留在口中的异味。抽屉、壁橱、衣箱里有霉味时,在里面放块肥皂,即可去除霉味。

105. 面包有益糕点保鲜　保存糕点时,可在贮藏糕点的密封容器里加1片新鲜的面包,当面包发硬时,再及时更换1片新鲜的,这样糕点能保鲜较长时间。

106. 米饭揉面部可减少皱纹　米饭做好后,挑些比较软、温热的揉成团,放在面部轻揉,直到米饭团变得油腻污黑,然后用清水洗掉,这样可使皮肤呼吸通畅,减少皱纹。

107. 巧煮牛肉法　在头天晚上将牛肉涂上一层芥末,第二天洗净后加少许醋煮;或用纱布包一小撮茶叶与牛肉同煮,都可使牛肉易熟快烂。

108. 刮鱼鳞妙招　将鱼装在较大塑料袋里,放到案板上,用刀背反复拍打鱼体两面的鳞,然后将勺伸入袋内轻轻地刮,鱼鳞即可刮净,且不外溅。

109. 面条不溢锅妙招　煮面时在水面加一汤勺油,面条就不会沾,还能防止面汤起泡沫溢出锅外。

110. 巧煮挂面　煮挂面时不要等水沸再下,当锅底有小气泡往上冒时就可下面,搅几下盖锅煮沸,适量加冷水,再盖锅煮沸即熟。这样煮出的面,面柔而汤清。

三、健康小常识

1. 风油精使用法 洗澡时,在水中加入数滴风油精,浴后会有浑身清凉舒爽的感觉,还有防治痱子、防蚊叮咬、祛除汗臭的作用;在点燃的蚊香上洒几滴风油精,蚊香放出的烟气不会呛,而且清香扑鼻,驱蚊效果也会更佳。

2. 牙膏可除痱子 夏日天气炎热,身上容易长痱子,可用温水将长有痱子的部位洗净,涂擦一层牙膏,痱子不久即可消失。

3. 舒缓眼部疲劳法 用水浸泡药用小米草或母菊花,然后将毛巾浸湿,敷于眼部 10～15 分钟,可有效舒缓眼部疲劳。

4. 治疗偏头痛 把双手浸入热水中,水量以浸过手腕为宜,并不断地加热水,以保持水温。半小时后,偏头痛可减轻,甚至完全消失。

5. 生姜末可有益风湿症 生姜皮晒干研末,装入瓶内储存备用。每次取姜皮末半茶匙冲酒(低度白酒)饮服,风湿症可缓解症状。

6. 使皮肤变细嫩法 皮肤粗糙者可将醋与甘油以 5∶1 比例调和,涂抹面部,每日坚持会使皮肤变细嫩。在洗脸水中加一汤匙醋洗脸,也有美容功效。

7. 丝瓜汁可治疗慢性喉炎 用丝瓜绞汁或将丝瓜藤切断,让其汁自然滴出,放入碗内,上锅蒸熟,再加适量冰糖饮用,就能有效治疗慢性喉炎。

8. 药片正确吃法 有的人吃药总是把药片掰开吃,以为药片小了利于吞咽。其实药片掰开后变成尖的,反而不利于下咽,还易划伤食管,所以药片不要掰开吃。

9. 生姜有助于睡眠 将生姜切成薄片,用纱布包裹,放在枕边,其芳香气味有助于安然入睡。

10. 芦笋可使人苗条 芦笋能提高人体的基础代谢,促进人体内热能的消耗,并有很强的脱水能力。因此,多吃新鲜芦笋能变得苗条。

11. 服药注意事项 在服用四环素类药物时,不宜吃豆腐,因豆腐中

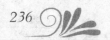

含有较多钙,用盐卤做的豆腐中含有较多镁,四环素遇到钙、镁会发生反应,降低杀菌效果。

12. 贮存韭菜法 把韭菜用小绳捆起来,菜根朝下,放在水盆里,就能保存1个月之久,不发干也不腐烂。

13. 怎样处理受伤手指 用冷湿布冷却患处,用厚纸做夹板固定受伤手指,再用绷带包扎好。普通扭伤或脱位,可自行将患处整复好,恢复原状。

14. 烫白酒有利于健康 喝烫过的白酒对人体有益。因白酒中的醛对人体损害较大,只要把酒烫热一些,就可使大部分醛挥发,这样对人身体的危害就会少一些。

15. 快速睡眠法 睡前用热水洗脚,并用手由里到外搓脚心100次左右,可促使尽快入睡。

16. 怎样处理蚊虫叮咬 被蚊虫叮咬后可将热水瓶盖子(取自约90℃水温的热水瓶)放在患处摩擦2~3秒钟,然后拿起,连续2~3次,瘙痒即会消失。

17. 预防晕车船法 车船行驶途中,将鲜姜片随时放在鼻孔下面闻,使辛辣味吸入鼻中,可以防晕车;将姜片贴在肚脐上,用伤湿止痛膏固定好,有相同效果。

18. 巧包扎旅途中的疱脚 旅途中脚不幸起疱,先用热水烫脚10分钟,用消过毒的针刺破脚疱,使疱内液体流出、排干,再将脚疱部位消毒。忌剪去疱皮,以防感染。

19. 旅途中小腿抽筋的防治 扳脚法:取坐姿,一手用力压迫痉挛的腿肚肌肉,一手抓住足趾向后扳脚,使足部背屈,再活动一下,即可缓解。

20. 旅途中避免雷电击伤法 旅途中遭遇雷雨时,千万不要在巨石、悬崖下和山洞口躲避,电流从这些地方通过时会产生电弧,击伤避雨者。若山洞很深,可躲在里面。

21. 巧治气管炎 将蜂蜜和白酒适量掺在一起,用火烧热,凉后喝下,每天1~2次,坚持喝1个月,可治气管炎。

22.怎样洗脸更润滑 将白萝卜切碎捣烂取汁,加入适量清水,用来洗脸,长期坚持,可以使皮肤变得清爽润滑。

23.白糖能使伤口愈合 身上有伤口流血时,可立即在伤口上撒些白糖,因为白糖能减少伤口局部的水分,抑制细菌的繁殖,有助于伤口收敛愈合。

24.巧治肩周炎 用电吹风以适当距离对准患者肩部用热风吹约10分钟,每天2次,3周可愈肩周炎。若先在患者肩部擦上药酒再吹,效果更佳。

25.牙膏对擦伤有功效 皮肤小面积擦伤会导致局部肿胀,这时可在伤口处涂些牙膏,不仅具有止痛、止血、减轻肿胀的功效,还有防止伤口化脓的作用。

26.芥末可降血压 将80克芥末放在洗脚盆里,加半盆水搅匀,用炉火煮开,稍凉后洗脚。每天早晚1次,1天后血压就可下降。

27.辨别真假奶粉法

①试手感,真奶粉质地细腻,用手指搓捻会发出"吱吱"声;而假奶粉由于掺有其他成分,颗粒较粗,捏时会发出"沙沙"声。

②尝味道,入口品尝时,真奶粉细腻发黏,易粘牙齿、舌头和上腭,溶解较快且无糖的甜味;假奶粉溶化快,不粘牙,甜味浓。

28.豆类食品可醒酒 饮酒时多吃点豆腐类菜肴,因为豆腐含有一种能解酒的氨基酸,食后能使酒通过尿液迅速排出,减少醉酒几率。

29.冷水可消肿、止疼 冷水浸湿毛巾,拧干敷在伤处,隔3～4小时敷1次,每次5～8分钟,可消肿、止痛;也可用冷水淋洗伤部,可以治疗急性脚扭伤。

30.正确进餐顺序 先喝汤,然后蔬菜、饭、肉按顺序摄入,半小时后再食用水果最佳,而不是饭后立即吃水果。

31.夏季消除痱子两方

①新鲜的西瓜皮洗净,削去内层残留瓜瓤,用来擦拭患处2分钟左右,每天3次,一般2天后即可见效,同时美肤养颜。

②将新鲜苦瓜切片,用带汁的苦瓜肉擦拭患处,每天 2 次,1～3 天后痱子即可消退。

32.番茄汁能减少狐臭　取 500 毫升番茄汁放于浴盆中,使患处浸泡水中 15 分钟左右,每周 2～3 次,坚持数周,狐臭可减轻。

33.家庭急救方法　胃肠病人不可喝水进食,烧伤病人不宜喝白开水,急性胰腺炎病人应禁食,昏迷病人不可强灌饮料否则易误进气道引起窒息。

34.去头皮屑法　用啤酒弄湿头发并保持 15 分钟,然后用清水冲洗,再用洗发水洗净即可。每天 2 次,坚持一段时间,头屑可减少。

35.中暑急救法　用冷水毛巾敷患者头部,或用 30% 的酒精擦身。清醒者可喝一些淡盐水,也可服人丹、绿豆汤等;昏迷者可手掐人中或送医院。

36.颈部如何保养　颈部保养与面部护肤同等重要,在颈部清洁和涂抹护肤品时,应从颈部最低处,双手交替由下向上轻推,以免造成皮肤松弛。

37.夏天多喝白开水有益身体健康　天热流汗使人们消耗大量的热能,人体抵抗力下降,易患感冒,应注意多喝白开水,少量多次,以每次300～500 毫升为宜。

38.茶叶可除臭味　穿鞋时将少许茶叶放鞋里或用温茶叶水泡脚 10分钟,可除脚的臭味。

39.自制杏仁露　杏仁 12 克,桂花 6 克,冰糖适量。杏仁捣碎加水煮 15分钟,加桂花再煮 10 分钟,取滤液加冰糖调味,经常饮用可祛斑护肤。

40.不吃药缓解感冒症状　可在患者关节处,如手腕、膝盖内侧、脚踝两侧等,用纱布蘸高浓度酒擦拭 30～40 次,然后盖被睡觉,本法尤适用于孕妇。

41.巧除脚气　夏天犯了脚气,可将患脚洗净擦干,再用风油精涂搽患处,每天 1～2 次,一般坚持数天后便可见效,还可将生大蒜瓣捣碎连续涂抹。

42. 阿司匹林可治蚊痒　被蚊子叮咬后奇痒难忍,可将 1～2 片阿司匹林研碎,用适量凉开水化开,调成糊。清洗被叮咬处,然后涂上药糊,可止痒。

43. 糖醋蒜可降血压　每天早晨空腹吃糖醋大蒜 1 头,再喝些醋汁,坚持 10～15 天,可降血压,适用于高血压病人。

44. 苦瓜不苦法　只要在切好的苦瓜上撒点盐,腌渍一会儿并用水过滤,苦瓜就会不太苦了。

45. 辨别粉丝真假法

①正常粉丝的色泽略微偏黄,接近淀粉原色,那种特别白特别亮的粉丝最好别买。

②将粉丝点燃,正常粉丝燃烧时应有黑色的炭,并且粉丝有多长炭就应该有多长,而毒粉丝燃烧时没有炭残留,而且还会伴随很大的声响。

46. 红花油妙用　红花油可以治疗烧伤、烫伤、蚊虫叮咬,还可减轻肩痛、腰痛与皮炎等炎症。

47. 急救心绞痛病人法　让患者保持最舒适坐姿,头部垫起;如随身携带药品则给患者用药;松开紧身的衣服使其呼吸通畅;安慰患者。

48. 预防感冒　将 1 头大蒜切成薄片,与 300 毫升凉开水一起装入密封容器内 6～7 个小时,然后加入 30 克碎冰糖,每天早晚漱口 1 次,可防感冒。

49. 新鲜胡萝卜叶可消除发热　将新鲜的胡萝卜叶捣碎,用纱布包裹放置额头处,可以消除因感冒而带来的发热。

50. 辨别香油掺假法　看颜色:颜色淡红或红中带黄为正品。机榨香油比小磨香油颜色淡。如颜色黑红或深黄,则可能掺进了棉籽油或菜子油;看变化:香油在日光下清晰透明,如掺进凉水,在光照下则不透明,如果掺水过多,香油还会分层并容易沉淀变质。

51. 蜂蜜能洁齿　蜂蜜含有类似溶菌酶的成分,对各种致病菌有较强的杀菌和抑菌能力,经常食用蜂蜜并注意口腔卫生,能预防龋齿的发生。

 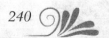

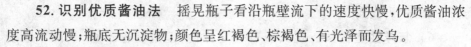

52. 识别优质酱油法 摇晃瓶子看沿瓶壁流下的速度快慢,优质酱油浓度高流动慢;瓶底无沉淀物;颜色呈红褐色、棕褐色、有光泽而发乌。

53. 正确煮沸自来水 自来水刚煮沸就关火对健康不利,煮沸3～5分钟再熄火,烧出来的开水亚硝酸盐和氯化物等有毒物质含量都处于最低值,最适合饮用。

54. 番茄可治病 每天生食1～2个鲜熟番茄可防癌,每早吃1～2个鲜熟番茄蘸白糖可降血压,番茄汁和西瓜汁各半杯混饮,可退热。

55. 煤气中毒急救法 迅速打开门窗使空气流通;尽可能把中毒者转移至通风处,同时注意保暖;保证呼吸道通畅,及时给氧,必要时做人工呼吸。

56. 巧妙预防感冒 专家建议冬天多吃红辣椒、胡萝卜、番茄、洋葱、山楂等红颜色食品,可预防感冒;每天喝1杯酸奶、1碗鸡汤也有预防感冒的作用。

57. 毛巾科学消毒法 将毛巾先用开水煮沸10分钟左右,再用肥皂洗涤,然后用清水充分洗净,最后将毛巾折叠好放入微波炉中,加热5分钟。

58. 怎样预防流感 将白菜帮叶切斜片,锅内油热后放花椒10粒左右,炸黑后放入白菜,紧跟将1小酒杯米醋入锅,翻炒后勾淀粉少许,此菜有助防流感。

59. 花生米治多咳 生花生米5～6粒,生姜1块约核桃大小,大枣10粒,红糖100克,加水1 000毫升煮沸,连服数日,可治疗咳嗽。

60. 使你笑口常开的食物 芹菜、乳酪、绿茶、洋葱、香菇、芥末、无糖口香糖、薄荷、水,常食这些食物可消除口臭、防止蛀牙,还能使你笑容绽放。

61. 买肉常识 看肉色,新鲜肥肉乳白,瘦肉粉红。如肥肉发黄或肉呈黑紫色有瘀血,最好不要。含瘦肉精的肉则特别鲜亮,色泽红艳。

62. 怎样辨别真假蜂蜜 在蜂蜜中加入少量冷开水,也可滴几滴碘酒或酒精,如滴入物呈紫、绿或红褐色的,就是假蜂蜜。

63. 吃哪些果蔬可减少头屑 多吃碱性食物如水果、蔬菜、蜂蜜等;多吃含维生素 B_2、维生素 B_6 多的食物,如动物肝、肾、心、奶类、蛋黄、麦胚等,减少头皮屑。

64. 怎样挑选枕头 枕头应有一定弹性,但过度也不好,头部不断受到外加的弹力作用,易产生肌肉疲劳和损伤。弹簧枕、气枕等,都不能算是有利健康的枕头。

65. 鉴别香油妙法 纯正香油色泽透明鲜亮,不纯香油有混浊物。冰箱中低温存放 24 小时后,纯正香油保持晶莹剔透液体状,不纯香油则有明显结晶。

66. 冬季当心"低热烫伤" 热水袋内水温不要太热,热物表面不要直接贴近皮肤。糖尿病患者或末梢神经感觉迟钝者及婴幼儿最好不用热水袋取暖。

67. 如何选购保暖内衣 购买保暖内衣应选内外表层均用 40 支以上全棉的产品,用手轻抖不出现"沙沙"声,手感柔顺无异物感,有优良回弹性,最好选知名品牌。

68. 鉴别注水肉方法 在切开的肉表面贴上一张薄纸,稍后若能完整揭开,且纸已湿透的可能是注水肉;切开黏膜处,有较多稀黏液的肉要慎食。

69. 消除鼻塞 左侧鼻塞向右侧躺下,右侧鼻塞向左侧躺下,用食指和中指捏住鼻子,按摩鼻梁两侧迎香穴 1～2 分钟,鼻塞即可消除。

70. 外出旅游面包保鲜法 把面包用原来的包装蜡纸包好,再拿 2 张报纸,用水浸湿后包在蜡纸外层,放在 1 个塑料袋里,将袋口扎牢。

71. 白萝卜治干咳 将白萝卜洗净,捣烂取汁,每次 60 毫升,加入适量蜂蜜调匀,每日 3 次,连服 3～5 日,可用来治疗干咳。

72. 辨别假碘盐法 将碘盐撒在切开的土豆片上或淀粉溶液中,可变成浅紫色,颜色越深,含碘量越高,无颜色反应的则是假碘盐。

73. 怎样贮存生花生仁 生花生仁放在容器里晒 2～3 天,然后晾凉,用塑料食品袋装好,封口扎紧,放置冰箱内冷藏,可保存 1～2 年,随吃随取随加工,不会坏掉。

74. 巧煮豆粥 煮豆粥时,豆子一定不能提前用水泡,否则就不容易煮烂;待水开锅时,对入几次凉水,被凉水"激"几次,豆子就很容易开花了。

75. 春天大蒜治疗哮喘病　大蒜 2～4 瓣捣成泥装入瓶中,闻大蒜气味,每日 3～5 次,大蒜瓣每日 1 换,连用 3～4 日。

76. 绿豆蛋花汤治口疮　鸡蛋 1 个,打入碗内捣散;将适量绿豆浸泡10 多分钟,煮沸 1～5 分钟,用此汤冲蛋花,早晚各 1 次,服 1～2 天。

77. 鉴别蓖麻油　鉴别掺入蓖麻油的食用油时,将油样静置一段时间后,油样能自动分离成两层,食用油在上,蓖麻油在下。

78. 鉴别真假粉丝　市场上常出现假粉丝,所以买粉丝时应细辨,慎买发黄、发绿等色泽鲜艳的粉丝;用水煮时有酸味或其他异味的粉丝应引起警惕。

79. 鼻塞自疗法　将葱白 1 小把或洋葱头 3～4 个切碎,熬汤,熬好后趁热用鼻子使劲吸热气,也可以将食醋烧开,用鼻子吸醋气,疗效都很好。

80. 街头"现炒茶"别忙喝　现炒茶火气大,且未经氧化,易刺激胃、肠黏膜,饮用后易引发胃痛、胃胀,专家建议现炒茶存放 10 天以后再喝。

81. 芦笋含有多种微量元素,可提高免疫力　将鲜芦笋 300 克洗净,削皮后切丝,加食盐、芝麻酱等调料拌匀,即可食用。

82. 怎样巧妙用姜汁　若不小心被烫伤,可将生姜捣烂,取其汁液,然后用药棉蘸上姜汁擦患处,本法可使起疱者消炎除泡,破皮者促进结痂。

83. 巧除蔬菜农药　取 500 毫升清水加食用碱 5～10 克配成碱水,将蔬菜放入其中,据菜量配足碱水,浸泡几分钟后,用清水洗净,可巧除蔬菜残余农药。

84. 怎样做鱼好　在做好的鱼里放一些切段的干辣椒,可以让鱼永久告别腥味;把要熬汤的鱼先在锅里炸一下再做汤,可使熬出的汤呈现诱人的乳白色。

85. 缓解牙痛妙法　用筷子蘸上一点味精放在疼痛的牙齿上,疼痛会得到缓解。1 次不要用太多,用筷子头蘸一点。

86. 识别有毒塑料袋技巧　用手触摸塑料袋,手感发黏的则有毒,手感润滑则无毒;用力抖动,声音闷涩的有毒,清脆的则无毒。

87. 巧用冰水,舒服度夏　炎炎夏日,如果身上长痱子或出现小红疹会非常不舒服,可用冰水擦洗患部,既止痒,又能使痱疹早日消退。

88. 巧除淋浴喷头水垢　把喷头卸下来,取1个大一些的碗或杯子,倒入米醋,把喷头(喷水孔朝下)泡在醋里,数小时后取出,用清水冲净。

89. 劣质香水识别法　将香水搽一点在手上,等酒精挥发后再闻,只能闻到酒精和合成香料的味儿,而闻不到正宗的香味的为劣质香水。

90. 拌凉菜注意事项　拌凉菜宜先放入花椒油、芝麻油、糖、醋等调味作料,以使凉菜更加进味、爽口,待食用前再放入食盐,可防止凉菜水分渗出,带走营养成分。

91. 判断油热几成法　一二成时锅底中部略有小油泡泛起;三四成时油面始波动,无油烟;五六成时波动加剧,油烟上升;七八成时油面平静,油烟滚滚。

92. 如何炖牛肉　炖牛肉时,把泡开的茶根装入纱布袋,放在水中与牛肉共炖,牛肉很快便会炖烂,且风味独特、鲜美。

93. 竹笋保鲜法　竹笋越新鲜吃起来口感越好,要想竹笋保鲜,可以在竹笋切面上涂抹一些食盐,然后将它放入冰箱中冷藏,就可使其吃起来鲜嫩爽口。

94. 勾中指止鼻血法　鼻子流血时,自己双手的中指互勾,一般一会儿就能止血。幼儿不会中指互勾,大人用中指勾住幼儿的左右中指,同样可止血。

95. 橘皮妙用法　将粥煮至半熟时加入2块鲜橘皮,煮熟的粥生津开胃,格外香甜。沏茶时加入几丝橘皮条,饮服时清香爽口,润肺祛痰。

96. 高汤煮菜不宜放味精　用高汤煮制的菜不宜放味精,因为高汤本来就有一种鲜味,而味精的鲜味与之不同,加味精会把高汤的鲜味掩盖,使菜的味道不伦不类。

97. 正确保存葡萄酒可维持其美味芳香　先将酒存在具有隔热、隔光效果的纸箱内,再置于阴凉通风且温度变化不大的地方,可长时间保存。

98. 巧除米饭的煳味　如果你不小心把饭烧煳了,别着急,此法可帮你轻松除去煳味:将8～10厘米长的葱洗净,插入饭中,盖严锅盖,片刻煳味即除。

99. 炖肉加橘子皮味道更美　炖肉或排骨时,在锅里加入几块洗干净的橘子皮,可除异味和油腻感。同时,可以使你的汤味道更鲜美。

100. 驾驶员不宜空腹吃香蕉　香蕉中含大量钾元素,空腹食用会使血液中的钾大量增加,对心血管有抑制作用,使人嗜睡、乏力,不利行车安全。

101. 如何挑选椰子汁　天热了,清凉的椰子汁深受市民喜爱,挑选时将椰子晃一晃,若水声清脆,则椰子汁多。若喜吃椰子肉,则应选手感较重,摇起来较沉的椰子。

102. 青椒去蒂再清洗　多数人洗青椒时,习惯将它剖为两半或直接冲洗,这是不正确的,因为青椒独特的造型与长势,易使农药积在凹陷的果蒂上。

103. 鲜花保鲜法　天气渐热,鲜花买回家后易枯萎,不妨在花瓶中加几滴白醋或漂白水,再把花枝底部剪一下,可延长花朵保鲜期。

104. 过期鲜奶另类用法　过有效期1～2天的鲜奶,为免倒掉浪费,可小火加热煮至开锅,凉后可用来做菜肴或点心,如做蛋糕,亦可和蛋液混合用来煎吐司。

105. 热水可减少蔬菜农药残留　本法适用于芹菜、菠菜、菜花、豆角等。将蔬菜表面污物洗净,然后放入沸水中,2～3分钟后捞出,再用清水洗1～2遍。

106. 鉴别劣质西瓜子方法　优质瓜子中间是黄色的,四周黑色,劣质瓜子表面颜色模糊不清,一些加了滑石粉、石蜡的瓜子表面还有白色结晶。

107. 如何选含氟牙膏　选用含氟牙膏要谨慎,使用要更加小心,因为含氟牙膏虽有防龋效果,但长期使用易造成氟中毒,少年儿童和老人尤其要慎用。

108. 李子功效和鉴别　李子美味多汁,清肝热、活血脉,有美颜乌发的功效。据前人经验,如李子味苦涩或放入水中漂浮者为有毒,不宜食之。

109. 正确挑选太阳镜　太阳镜能减少紫外线对眼睛的损伤,但镜片颜色过深会影响视力,镜片颜色过浅紫外线仍可透过镜片损伤眼睛,故夏季宜选灰色或绿色镜片。

110. 雨天要特别注意防雷　雷雨当头时,最好不要在使用太阳能的热水器下冲淋;不要靠近窗户、阳台;家电及时断电,但一定不要正打雷时断电,以防不测。

111. 儿童慎戴"黑面罩"　夏天流行的"黑面罩"遮阳,但专家提醒家长,儿童眼睛正在发育,为保护视力要慎戴"黑面罩",戴一般遮阳帽较好。

112. 火车卧铺上睡觉头部最好朝向过道　因为火车行进时会有震动和金属撞击声,若头朝窗口,恰好枕在车轮的一方,震荡和撞击声比另一侧要大。

113. 车内不宜长期放芳香剂　有些女性喜欢在车内仪表板上摆设芳香剂,长此以往,这种芳香剂会使车内塑料饰物加速老化,对健康不利。

114. 苹果泥可减轻头痛　头痛时,把苹果磨成泥,涂在纱布上,贴在头痛部位,头痛症状可减轻。

115. 苹果汁刷牙好　用苹果汁刷牙,可消除口臭,还可保持牙齿洁白,但切记刷完后要再用牙膏刷一遍牙。

116. 怎样护送急症病人 1　仰卧位是护送急症病人的常用体位。如病人处于昏迷状态,还应将其头部偏向一侧,以免咽喉部分泌物或呕吐物吸入气管,引起窒息。

117. 怎样护送急症病人 2　将急症病人护送医院时,心力衰竭或支气管哮喘病人适用坐位;一侧肺炎、气胸、胸腔积液病人适用侧卧位,且歪向患侧,有利保持呼吸功能。

118. 毛巾日常保养法　毛巾常洗且每隔一段时间用肥皂、洗衣粉或碱液煮沸数分钟,可防发硬。煮沸时毛巾应全部浸水中,以免与空气接触发生氧化而降低柔软度。

119. 如何鉴别真假酱油　据报道,市场上有废毛发为原料制成的劣质酱油。消协提醒:合格酱油必须有 QS 标志,且标签规范,标明生产日期、生产厂家、酿造或配制等。

120. 使用酱油注意事项 不同用途的酱油卫生指标不同,供佐餐用的可直接入口,卫生指标较好的,也可用于烹调,但如果是供烹调用的,则千万别用于凉拌菜。

121. 学生选纸方法 专家指出,学生用纸应注意,纸并非越白越好。有些厂家为使纸色更白,加入大量超标的荧光增白剂,该物质含多种致病物,且危害视力。

122. 鉴别纸质标准 纸的重量和厚度不是鉴定纸质的标准,劣质原料只需加入适量机油、漂白粉等,就可做出厚纸,而机油含铅等毒害神经系统物质,危害极大。

123. 冰箱取出后的巧克力不宜久放 巧克力在冰箱中冷存后,一旦取出,在室温条件下其表面会结出一层白霜,且极易发霉变质,失去原味。

124. 街头散装炒货慎买 看起来有光泽且摸时有油状物的黑瓜子,很可能表面涂有矿物油,用漂白剂漂过或硫黄熏过的白瓜子、开心果有异味。

125. 购年货当心"洗衣粉"鱼 卫生部门提醒:用甲醛和洗衣粉泡过的海产品颜色偏白,鱼的肉与刺粘连较紧,肉质僵硬,入口腥涩,闻之有药味。

126. 冬瓜、赤豆可解毒 冬瓜 500 克,赤豆 40 克,加水 2 碗煮沸,再文火煨 20 分钟,不加或少加食盐,日服 2 次,利小便、消水肿、解热毒;慢性肾炎、脾肾虚寒者不宜。

127. 炒菜油烟有损健康 炒菜时冒出的油烟中含有害物质,若整天在厨房做菜,会导致腰酸背痛、乏力,应注意一打开燃气开关就打开排气设备,炒完菜再抽一会儿。

128. 毛巾的使用方法 个人使用毛巾标准为一人 1 条,用完后及时清洗,每周消毒 1 次,晾挂通风处,毛巾使用期限一般为 3 个月,忌一巾多人、一巾多用。

129. 注意日常饮食卫生 宜鲜吃的食物每次要少做;剩菜应用保鲜膜包好,放冰箱内冷藏;厨房最好准备两套砧板和刀具,熟食、生食分开处理,以免交叉污染。

130. 轻伤处理法 轻度烫伤,可涂紫药水,不必包扎。皮肤若起疱,不要把疱弄破,可用涂有凡士林的纱布轻轻包扎。病人要注意保暖,多喝开水,吃点止痛药。

131. 正确烹调方法 烹调时要少油、少糖、少盐分,有利于健康;烹调方法用蒸、煮、烫、炖、烤、卤、凉拌等,可减少油脂吸收;鸡汤、高汤置于冰箱,可去浮油。

132. 疾病患者禁忌 哮喘、过敏性疾病患者,应少吃"发物",如鸡、羊、鱼、虾、蟹等;水肿病人少吃碱性食物;皮肤病患者忌食虾、鱼、羊肉等。

133. 被子晒法 以化纤面料为被里、被面的棉被不宜在阳光下暴晒,以防温度过高烤坏化学纤维,晒时可在被子上盖一层布,防止阳光直接晒到。

134. 每日饮水要适量 每日饮水(含汤)至少6碗(杯),每碗(杯)以250毫升计算,喝饮料不要加糖,充足水分可促进和改善便秘,对高血压的人特别重要。

135. 漱口有益健脑 漱口能按摩大脑,连续漱口5～10分钟,可引起中枢神经系统兴奋,这些复杂的变化是一种特殊的大脑按摩,对大脑起到良好的保护作用。

136. 识虾法 海生的虾一般比养殖的虾肉质坚实且肥美;鲜对虾色青、皮亮、身硬、头体相连;如虾体发灰,体软发散,说明鲜度差。

137. 中药食物搭配禁忌 薄荷,忌食鳖肉;茯苓,忌食醋;蜂蜜,忌食生葱;白术,忌食大蒜、桃、李子等。

138. 凉拌菜可预防感染性疾病 春季为流行病高发期,家里可多做些提高人体免疫力的凉拌菜:海带丝、芦笋丝、萝卜丝、鱼腥草、枸杞子菜等,适当多吃,可预防感染性疾病。

139. 防流感招数 在流感流行期间,在服用维生素C的同时,应多吃一些杏、苹果、香瓜、蘑菇、牛肝等富含铜元素的食物,即可起到预防流感的作用。

140. 食盐可抑制头发脱落 用100克左右的食盐投入半盆温水中,

 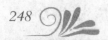

先浸湿头发,再按通常的方式洗净头发,每周洗 1 次,仅 2～3 次后,梳头洗发就不会再大把脱落了。

141. 鸡蛋清可消炎止痛　意外烫伤后,可用鸡蛋清、熟蜂蜜或香油,混合调匀涂敷在受伤处,有消炎止痛作用。

142. 黄瓜有美容功效　要睡觉的时候,拿小黄瓜切薄片放置脸上过几分钟后拿下来,由于皮肤吸收了天然瓜果中的营养成分,1 个月后您的脸就会变得白嫩。

143. 清除鼻孔异物法　若一侧的鼻孔内塞入异物,可用 1 张纸条,刺激另 1 个鼻孔,人就会打喷嚏,鼻子里的异物自然会被喷出来。

144. 皮肤光泽法　睡前把化妆棉加上化妆水完全浸湿后,敷在脸上 20 分钟,每周 3 次,您的皮肤会水亮清透。

145. 防止眼皮松弛方法　眼睛睁大,眼珠上下转动,每次 3～5 分钟。每天早晨醒后和晚上睡前做效果最好;常用鲜牛奶洗眼,可使之异常光泽。

146. 怎样使鼻通畅　感冒鼻塞时,可用大蒜头 1 瓣,用刀削成与鼻孔相吻合的形状,塞进鼻孔,连续几次,即可治愈。用鼻闻薄荷油,也可使鼻通畅。

147. 热水洗脚好处多　用热水洗脚,既能使鼻黏膜充血消退解除鼻塞,又能调节大脑皮质的兴奋与抑制,从而促进睡眠。

148. 烟灰治皮肤瘙痒　皮肤瘙痒时,可将一撮香烟灰放在一容器内,滴儿滴水,使其呈糊状,敷患处可止痒。用鲜丝瓜叶捣烂搽患处,效果很好。

149. 春运卫生提醒　春运拥挤,乘客易遭受疾病侵袭,可适度打开车窗,或停站间隙多到站台走动,也可乘车前服用些抗感染或增加免疫力的药物,注意饮食卫生。

150. 通俗摇篮曲是最好的催眠曲　德国专家试验表明,在催眠效果方面,通俗的摇篮曲可使各种安眠药物甘拜下风,人们在摇篮曲陪伴中睡得特别香甜。

151. 梨的妙用　常食梨能使肌肤保持弹性,不起皱纹。梨中含有丰富的维生素 E,对太阳光的暴晒能起到防护作用。

152.豆腐可以美容　每天早晨起床后,放掌心 1 块豆腐,摩擦面部几分钟,坚持 1 个月,面部肌肤就会变得白嫩滋润。

153.雪梨用法　雪梨 1 个,连皮切碎,加水适量与冰糖同煮,服食治咽喉痛;雪梨去核,装入川贝粉 3 克,隔水炖熟,吃梨饮汤缓解咳喘。

154.西瓜加糖可治口疮　将西瓜瓤挖出放碗中,加适量白糖拌和,置冰箱中半小时,待糖溶化后再吃,清甜可口,祛暑解渴,含口内慢咽治口疮。

155.大葱叶妙用　意外烫伤后,用大葱叶劈开成片,将有黏液的一面贴在烫伤处,面积大可多贴几片,并轻轻包扎,既止痛又防止起泡,1～2 天基本痊愈。

156.水发货选购　手感滑腻的可能用工业氢氧化钠处理过;有刺激性气味的可能用甲醛泡过;颜色过于鲜亮的要慎买。

157.番茄有益美容　挑选熟透的番茄,将番茄肉挖出,搅拌均匀,敷在眼睛上,约 10 分钟后用湿毛巾擦掉。此法可淡化黑眼圈,同时还可延缓眼周皮肤的老化。

158.鲜鱼鉴别　鲜鱼外表鲜艳、鱼体完整无损害、鳞片整齐、眼球清晰、鳃无异味、肌肉坚实有弹性;冻鱼除以上要求外,表层要无干缩、油烧状。

159.怎样鉴别海蟹　市场上的海蟹以梭子蟹为多,也称枪蟹,优质的枪蟹蟹体暗紫发青,比较重,蟹甲有青白色云斑,两尖角无损,四对足硬朗。

160.春节可提前储备蔬菜　春节前 4～5 天菜价最高,可提前储备蔬菜,如大白菜、卷心菜、芹菜、黄瓜、番茄、冬瓜、胡萝卜、青萝卜、马铃薯、大葱、生姜、山药等。

161.不宜提前购买的蔬菜　青椒、豆角、菜花、韭菜、菠菜、茴香、生笋、蘑菇、生菜、油麦菜等,即使温度适宜,最好也别存放 3 天以上。

162.节日期间保健　节日应酬多,易导致营养过剩和肥胖,应注意肉类等避免过量,适当多吃豆制品和鱼类,不挑食,不偏食,最后要吃点米饭,饭后再吃点水果。

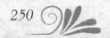

四、生活用品卫生

1. 被子选用法　选被子时,宽度一般以肩宽的 3.8 倍为宜,长度应比人体长度长 30 厘米左右为好。

2. 怎样选餐具　表面多刺、多斑、釉质不够均匀,甚至有裂纹的陶瓷品,其釉中所含铅易溢出,不宜做餐具。瓷器黏合剂大多含铅高,瓷器补过后也不宜做餐具。

3. 除手上油漆法　刷油漆前,先在双手上抹层面霜,刷过油漆后把奶油涂于沾有油漆的皮肤上,用干布擦拭,再用香皂清洗,就能把附着于皮肤上的油漆除掉。

4. 巧通水道　当下水道不通时,可往马桶里滴几滴洗涤灵,再把马桶盖上几分钟,然后用水冲洗就行。

5. 彩电接地线危险　彩电不能自行接地线,如果接地线,一旦电源插头接反时,会使机内地线与电源的火线接通而使机架等部件带电,这样会有触电的危险。

6. 砧板防裂方法　买回新砧板后,在砧板两面及周边涂上食用油,待油吸干后再涂,涂 3～4 遍,油干后即可使用,这样砧板便会经久耐用。

7. 除瓷器异味和增光法　在洗碗水中放几片柠檬皮和橘子皮,或滴几滴醋,能消除碗碟等餐具上的异味。同时,它还能使硬水软化,增加瓷器的光泽。

8. 蚊香定时熄灭法　用 1 个铁夹子,用时夹在蚊香所需要的长度上,当蚊香烧到铁夹夹的地方就会熄灭,既不影响睡眠,也可节约蚊香。

9. 防厕所臭味方法　室内厕所即使冲洗得再干净,也常会留下一股臭味,只要在厕所内放置 1 小杯香醋,臭味便会消失。其有效期为 6～7 天,可每周换 1 次。

10. 染发剂存放在冰箱内不变质　各种染发剂在室温或炎热的天气中,均会失去部分功能或改变色泽。若放在冰箱中保存,可长期保持其原有的功能,不会变质。

11.揭胶纸、胶带的妙法 贴在墙上的胶纸或胶带,如果生硬去揭,会损坏物件,可用蒸汽熨斗熨一下,就很容易揭去。

12.皱褶身份证复原法 将身份证放在桌上,上面盖1～2层纸,用熨斗隔纸熨烫(温度不易过高),熨好一面再熨另一面,即可使之平展如初。

13.宝石戒指清洗法 可用棉棒在氧化镁和氨水混合物,或花露水、甘油中蘸湿,擦洗宝石和框架,然后用绒布擦亮即可。

14.让蜡烛不"流泪"法 生日蜡烛用之前先放到冰箱的冷冻室里冷冻24小时,再插到蛋糕上,点燃后就没有烛油流下弄脏蛋糕。

15.巧洗面粉袋 洗涤面粉袋时不要在水中搓洗,可将面袋放在清水中泡1～2天,待发酵后,面粉会从面袋上自动脱落,这时再用清水漂洗,即可干净如初。

16.怎样鉴别假手机 正版手机有机身号码,外包装号码,从手机上调出的号码3号一致。在验钞机下,进网许可标签右下角显示CMII字样。

17.旧毛笔可清除电器里的灰尘 家用电器的缝隙里常常会积藏很多灰尘,且用布不宜擦净,可将废旧的毛笔用来清除缝隙里的灰尘,非常方便。

18.宝石保护方法 轻拿轻放,避免碰撞与磨擦;避免受高温和与酸、碱溶液接触;经常检查,防止宝石脱落;及时取下收藏和清洗保存。

19.怎样鉴别珍珠 将珍珠放在阴暗处,闪闪发光的是上等珍珠;珍珠表面的清洁度和颜色决定珍珠的价值;珍珠越大、越圆越有价值。

20.清除锅内油污方法 炒菜锅用久了,锅上积存的油垢很难清除掉,如果将新鲜的梨皮放在锅里加水煮一会儿,油垢就很容易清除。

21.打开塑料瓶盖方法 瓶子上的塑料瓶盖有时因拧得太紧而打不开,此时可将整个瓶子放入冰箱中(冬季可放在室外)冷冻一会儿,然后再拧,很容易就能拧开。

22.驱蚊方法1 在灯下挂1把香葱,或用纱袋装几根葱段,各种小虫都不会飞来。蚊子最怕橘红色光,用橘红色玻璃纸或绸布套在灯泡上,蚊子就不会靠近。

23. 驱蚊方法 2　在房间里放上几盒开盖的风油精、清凉油,或在墙上涂点薄荷可驱蚊。在室内栽1～2株番茄,番茄枝叶发出的气味会把蚊子赶走。

24. 减少泡沫法　往洗涤液中加少量肥皂粉,泡沫会明显减少。若用洗衣机洗衣,可在洗衣缸里放1杯醋,洗衣粉泡沫就会消失。

25. 怎样使马桶通畅　隔三差五地将适量洁厕灵倒入马桶,盖上马桶盖闷一会儿,再用水冲洗,能保持马桶通畅。

26. 擦地妙法　用墩布拖地很沉,且容易腰酸背疼,地面也要很长时间才干。用旧毛巾当抹布擦地,干净、干得快、省时间,用旧化纤料效果更好。

27. 巧用废瓶盖清洁墙壁　将几只小瓶盖钉在小木板上,即成1个小铁刷,用它可刮去贴在墙壁上的纸张和鞋底上的泥土等,用途很广。

28. 快速喝上凉开水　当你非常口渴而家中又无凉开水时,可把装有热水的杯子放入冷水中浸泡,然后在冷水中撒上1把盐,这样能加速开水的冷却。

29. 日常生活窍门　写钢笔字时,如写了错别字,抹点牙膏,一擦就净。圆珠笔芯写字不流利时,将笔头插进吸过香烟的过滤嘴中转一转即可。

30. 鉴别真假宝石方法　将宝石放在衬物上让日光照射,穿透宝石的光线在衬物上呈现金星样子的为真品。若是假宝石,衬物上会呈现1块黑影。

31. 房门护理方法　将废弃无用的橡皮盖子用双面胶固定在房门的后面,可防止门在开关时与墙碰撞,能起到保护房门的作用。

32. 巧除碳酸味　室内通风不畅时,经常有碳酸怪味,可在灯泡上滴几滴香水或花露水,待遇热后慢慢散发出香味,室内就清香扑鼻了。

33. 报纸油墨味可驱虫　在放衣服的箱底铺上1层报纸,再放入衣物

（最好使深色衣物贴着报纸），这样可使衣物免遭虫咬，报纸每半年换1次。

34.电动剃须刀可修整衣裤 毛料衣裤、毛衣等穿久了会起很多小球，很不美观，可用电动剃须刀像剃胡须一样将衣服剃1遍，衣服即可平整如新。

35.珍珠日常护理方法 珍珠不佩戴时，先用弱碱性的肥皂水洗涤一下，再用清水充分冲洗，然后用洁净软布将其擦净、阴干，放在丝绒盒内，置于避晒、防潮处保存。

36.怎样处理电视机或电脑着火 电视机或电脑着火时，先拔掉插头或关上总开关，再用毯状物扑灭火焰。切勿用水或灭火器救火，因机体内可能仍有残余电力，会引致电击。

37.浴室用电注意事项 宜用12伏低压电源，用防潮照明灯，里面的任何电气设备都要有足够高度（2米以上），以保证不会有人误触电源。

38.怎样处理电毯失火 电毯失火时应先拔掉插头，然后向床泼水灭火，切勿揭起床单，否则空气进入，冒烟的床容易着火。如情势严重，则立即通知消防队。

39.延长日光灯寿命方法 日光灯管使用数月后会两端发黑，照明度降低。这时把灯管取下，颠倒一下其两端接触极，日光灯管的寿命就可延长1倍，还可提高照明度。

40.背阴客厅的"亮"招 补充人工光源。厅内色调统一，忌沉闷。选白桦、枫木饰面哑光漆家具并合理摆放。地面砖宜亮色，如浅米黄色光面的。

41.珍珠保养方法 不宜在阳光下暴晒，少与香水、油脂，以及强酸强碱等化学物质接触，防止珍珠失光、褪色。佩戴时要常用洁净的软布擦抹。

42.减少电脑伤害策略 连续工作1小时后应休息10分钟左右。室内光线要适宜，且保持通风干爽。注意正确的操作姿势，保持皮肤清洁。

43.清洗钻石方法 先将钻石放盛有温和清洁剂或肥皂的小碟中半

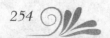

小时,再用小软刷轻刷,用自来水冲洗后擦干即可,冲洗时将水池堵住,以防万一。

44. 清除油烟机的油盒方法 很多油烟机上有油盒,油满倒掉后,油盒很难清洗,可在干净油盒里先放点水再装在油烟机上,让油滴在水上,快满时一倒,油就全出来了。

45. 钻石保养 不要将钻石堆放在一起,以免镶托间相互磨擦刮花;做粗重、剧烈活动时,先将钻石脱下;每隔半年送珠宝店做一次专业性清洗。

46. 清除黄金饰品污渍 放冷开水与中性洗衣粉调和水中浸泡15分钟,再用软毛刷轻刷表面,最后用冷开水过清。

47. 巧除室内甲醛异味 购买800克颗粒状活性炭,将活性炭分成8份,放入盘中,每个房间放2～3盘,72小时可基本除尽室内异味。

48. 清洗铜器的方法 家里的精美铜器不小心沾染污垢后,不易清除,在此向你奉上2妙法:一是用锅灰加明矾擦拭,二是用醋泡一段时间后擦洗。

49. 红茶可消除装修房内的刺激性气味 用红茶300克在2只脸盆中泡热茶,放入室内,并开窗透气,48小时内室内甲醛含量将剧降,可基本消除装修房内的刺激性气味。

50. 巧用手机♯号键 在待机状态下输入1位置号,如12,再按下♯键,存在电话簿12号的用户名就出现在屏幕上了,按下通话则拨叫该用户。

51. 影碟机除尘方法 过节在家里看碟,先把影碟机除除尘,在停机状态下,用电吹风冷吹或吸尘器吸,动作幅度要小,小心损坏机器,最好不要拆机除尘。

52. 消除油漆刺激性气味方法 刚刚用油漆刷过的墙壁或家具常有浓烈的刺激性气味,只需在室内放两盆冷盐水或将洋葱浸泡盆中,几天气味便可除去。

53. 食醋可除烟味 用食醋将毛巾浸湿,稍稍一拧,在居室中轻轻甩动,可去除室内烟味。如果用喷雾器来喷洒稀释后的醋溶液,效果会更好。

54.开启冰箱门的方法 冰箱用一段时间之后,门有时候会变得很紧而不好开。用软布擦去箱体与箱门接触平面上的凝露,然后敷上1层滑石粉即可。

55.手机进水处理法 手机一旦进水应立即取下电池,切不可为了解手机状况马上开机。取下电池后不要用电吹风处理,应马上送修让专业人员处理。

56.洋葱擦玻璃特别亮 将洋葱一切两半,用切面来擦玻璃表面。趁葱汁还未干时,迅速用干布擦拭,玻璃就会非常亮。

57.剃须刀利钝鉴别法 将剃须刀在刮刀布上刮后,如刀刃能将自己的头发黏得翘起来,表明刀刃已经锋利。

58.手机照片备份妙法 将图像从手机邮箱发送到电脑邮箱,然后在电脑中接收该邮件并保存,此法基本上对所有的手机都适用。

59.电子邮件巧防病毒 发送邮件时附上签名信息或朋友能识别的暗号,就可使接收方确认该邮件是好友发送,而不是病毒。

60.地毯凹痕恢复法 地毯因家具等的重压,会形成凹痕,可将浸过热水的毛巾拧干,敷在凹痕处7~8分钟,移去毛巾,用吹风机和细毛刷边吹边刷,会恢复原状。

61.忘了屏保密码如何打开电脑 只要在进入 Windows 时,按住 Shift 不放,就会略过启动文件夹内容而不启动屏保,你就可以进去了。

62.冬季装修注意事项 冬季装修时,木材要注意保湿,以免变形;木工制品要及时封油,以防收缩;施工过程要注意保暖;木地板要留出2毫米左右的伸缩缝儿。

63.怎样鉴别真假珍珠 真珍珠看上去有不均匀的彩虹,假的色调单一;真珍珠摸起来有清凉感;相互磨擦,有粗糙感的是真珍珠,明显光滑感的是人造珠。

64.红木家具的保养方法 红木家具宜阴湿,忌干燥,不宜暴晒,切忌空调对着家具吹；每 3 个月用少许蜡擦 1 次；用轻度肥皂水清除表面的油垢，忌用汽油、煤油。

65. 清洁塑胶地板方法　塑胶地板忌水，清洁刷洗后，必须尽快让水分蒸发，以防清洁剂及水分和胶质起化学作用，造成地板面脱胶或翘起现象。

66. 铝制品除水垢技巧　铝壶或铝锅用一段时间后，会结有薄层水垢。将土豆皮放在里面，加适量水，烧沸，煮 10 分钟左右，即可除去。

67. 如何擦净厨房地面油污　厨房地面油污多，不易擦净。擦地前可用热水将油污的地面湿润，使污迹软化，然后给拖把上倒一些醋再拖地，就能去除地面上的油污。

68. 节约煤气方法　打开煤气开关点火后，火苗如呈绿色飘火，则说明煤气燃烧不完全，这样浪费煤气，这时应将空气调节阀调到火苗"呼呼"发响的位置为宜。

69. 巧擦水龙头　用干布蘸面粉或香烟灰来擦水龙头，再用湿布擦，最后用干布擦，可擦得光亮，又不损伤金属表面。

70. 不锈钢厨具去渍法　用做菜剩下的萝卜头反复擦拭渍迹处，便能除去。如果渍迹产生的时间太久，在萝卜头上沾些去污粉，效果较好。

71. 消除锅底黑渍方法　锅用久了，锅底常有厚厚一层黑渍难除。如果在使用新锅前先在锅底涂上厚厚一层肥皂，那么锅底变黑后，轻轻 1 擦即可消除。

72. 防眼部皱纹和辐射的茶　菊花茶和柿叶茶能明目，防止眼部出现细纹，菊花茶还能吸收屏幕射线，电脑族可每天饮用这 2 种茶，以减少对眼睛的伤害。

73. 巧用废瓶盖　①刮鱼鳞。取长约 15 厘米的小圆棒，在其一端钉上 2~4 个酒瓶盖，利用瓶盖端面的齿来刮鱼鳞，是一种很好的刮鳞工具。②削姜皮。姜的形状弯曲不平，体积又小，欲削除姜皮十分麻烦，可用汽水瓶或酒瓶盖周围的齿来削姜皮，既快又方便。

74. 学生节约法　把好的圆珠笔尖留着，去替换下水不利的笔尖，这样会节约费用。

75. 开车族节油法 装饰过度会破坏原车设计的风阻,提高油耗;放置过多不常用的东西,也会增加无谓负担;长时间原地热车会增加油耗。

76. 保养钢琴方法 钢琴的键盘、琴弦的表面有灰尘时,切忌用湿布擦或用嘴吹,可用吸尘器将尘土吸去,也可用干净的绒布轻擦。

77. 手表去磁化有办法 手表接近电视机时会被磁化而走时不准,可找一块圆形空心、未受磁化的铁块,置手表附近,使之将手表上的磁性吸去。

78. 小心买到假奔4处理器 真品包装盒塑料薄膜上IntelCorporation印字牢固,用指甲刮不下来,假货印字可刮下或变淡。

79. 擦铝锅妙招 用水泡适量石碱,用蛋壳蘸碱水擦拭铝锅,可使之表面光亮。擦时最好用块布盖在蛋壳上,以防蛋壳磨擦时划破手指。

80. 真皮包保养法 真皮包不用时,最好置于棉布袋中保存,不要用塑料袋包装。因为塑料袋内空气不流通,会使皮革过干而受损,包内塞上一些纸以保持皮包形状。

81. 室内摆放竹类植物有益健康 室内摆放吊兰、文竹、龟背竹,能吸收二氧化碳、二氧化硫、甲醛等有害气体,减少空气污染,抵抗微生物的侵害。

82. 煳锅处理方法 做米饭时不小心烧焦了,有时候饭烧煳了,锅底还会有煳印儿,可用经过燃烧并淋湿的木炭来擦洗。

83. 保持发型有妙招 在美容院做好发型,一觉醒来就变形了,不必烦恼,睡前在枕头上铺1条质地光滑的丝巾,就不会弄乱头发,美丽发型得以保持。

84. 柠檬可去除饮水机白渣 饮水机用久了,里面有一层白色的渣,取1个新鲜柠檬,切半去籽,放进饮水机内煮2~3个小时,可去除白渣。

85. 想冬暖夏凉,拒绝"落地大窗" 很多人喜欢居室大落地窗设计,但这样易造成室内外冷热交流,达不到冬暖夏凉效果,且还消耗电力等能源。

86. 指甲油使用注意事项　指甲油使用前先摇晃几下瓶子,可防止气泡形成,涂抹时更均匀;手指抹完指甲油后,如果立刻放入凉水中浸泡,可使指甲油迅速变干。

87. 身边无洗甲水也可除去残余指甲油　指甲油本身就有类似洗甲水的消融性,将指甲油涂在指甲残迹处,2～3秒后用软纸擦拭,即可洗净指甲。

88. 肥皂用得越多衣服洗得越干净的观点不正确　肥皂水浓度在0.2%～0.5%时,表面活性最大,去污效果最好。肥皂水过浓,去污能力反而减弱。

89. 怎样使眼妆不脱落　许多上班族都有眼妆容易脱落的困扰,如果在上眼影粉前先上一层同色眼影霜,你精心雕琢出的眼部化妆,就能非常持久不易脱落。

90. 见空就抢耗油多　交通不畅时,相邻车道稍有空当,就有车突然加速挤过去,此后又急刹车。一个路口急加速、急刹车多次,油耗大幅增加。

91. 阴雨天贴车膜好　赶上阴雨天气,很多车主不急着贴膜,其实阴天才是贴膜的最好时机。因为阴天时空气中悬浮物减少,可避免膜和玻璃间出现杂质影响美观。

92. 枕头合适高度法　成年人用的枕头,高度为8～10厘米;少年儿童应依照年龄递减;婴儿宜用柔软的枕头,不得超过4厘米。

93. 开水灭火法　火灾发生时,用开水灭火效果比冷水高出20～30倍。原因是开水烧在火上会产生许多蒸汽,因蒸汽有很强的灭火能力。

94. 盛夏节能法　盛夏用节能灯可节电75%,8瓦节能灯亮度与40瓦白炽灯相当。

95. 菜刀启刃法　新买来的菜刀要先在粗磨刀石上磨出刀刃,然后在细磨刀石上加水研磨以后使用。

96. 清除塑料砧板污垢方法　塑料砧板使用方便,但菜刀留下的裂痕容易藏污纳垢,用去污粉不易洗掉,可改用漂白剂沾在海绵上,挤压着

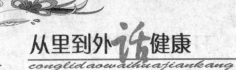

洗刷干净后再用水冲一下即可。

97. 指甲油长久不脱落法 涂指甲油之前，先用棉花蘸点醋把指甲擦干净，等醋干后再涂指甲油，这样指甲油就不容易脱落。

98. 旧邮票除黄斑法 旧邮票出现黄斑后，可将少许食盐放在热牛奶中化开，然后把邮票放在冷却的奶液中浸泡2小时后取出，再用清水冲净、晾干，黄斑可除。

99. 巧除圆珠笔油法 圆珠笔油弄到手上很难洗掉，可用酒精棉球（也可用白酒）放在手上被污染处，圆珠笔油很快就被吸附，再用清水冲洗即能洗净。

100. 如何挑选瓷器餐具 挑选瓷器餐具时，用食指在瓷器上轻轻拍弹，如发出清脆的磬一般的声响，表明瓷器胚胎细腻、烧制好，如拍弹声发哑，则有破损或瓷胚质劣。

101. 柠檬可除指甲油上的污渍 抽烟或长时间使用深色指甲油会使指甲变色，可每天用半个新鲜柠檬擦拭，连续擦上2周可除污渍。

102. 化妆技巧 化妆时，先把微湿的化妆棉放到冰箱里，几分钟后把冰凉的海绵拍在抹好粉底的肌肤上，你会觉得肌肤格外清爽，彩妆也显得特别清新。

103. 如何画眼线 要画好一双细致的眼线，可先把手肘固定在桌上，然后平放1块小镜子，让双眼朝下望向镜子，就可放心描画眼线。

104. 西服挺括方法 用大号针头的废旧注射器，把胶水或其他无色、无腐蚀、流动性较好的黏合剂，均匀适量注入西服的气泡处，再熨干、熨平，西服会挺括如初。

105. 开启干红白葡萄酒的软木瓶塞 将酒瓶握手中，用瓶底轻撞墙壁，木塞会慢慢向外顶，当顶出近一半时停住，待瓶中气泡消失后，木塞一拔即起。

106. 牛奶油脂巧溶法 袋装牛奶冬季或冰箱放置后，其油脂会凝结附着在袋壁上，不易刮下，可在煮之前将其放暖气片上或火炉旁预热片刻，油脂即溶。

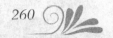

107. **预防冬季疾病妙法**　家中配备加湿器,地上要洒些水、每天用湿拖把拖几次地,或在室内养几盆水仙花增加湿度。

108. **可乐能除马桶污垢**　喝剩可乐倒掉十分可惜,将其倒入马桶中,浸泡10分钟左右,污垢一般便能被清除,若清除不彻底,可再用刷子刷除。

109. **光盘日常保养方法**　防尘并远离磁场;表面污渍,用干净棉布蘸专用清洁剂由光盘中心向边缘轻擦,切勿用汽油、酒精等,以免腐蚀光盘。

110. **清除瓶内油污法**　瓶内油污不易刷干净,如果放1把沙子,再加适量清水,用力摇晃几分钟,然后倒出,再用清水洗刷几遍,瓶子会干净。

111. **节约开支法**　银行卡收费了,可把不常用的银行储蓄卡退掉,保留存折账户,比办理整套销户更简便。

112. **花瓣的用途**　将各种花瓣晒干混合置于一匣中,放起居室或餐厅,能使满室飘香。将其置于袋中,放衣柜里,能把柜内的衣物熏上一股淡淡的幽香。

113. **食盐的用途**　点蜡烛时,在烛芯周围撒几粒食盐,可防止蜡油淌流,从而延长蜡烛的点燃时间;生炉子时撒上1把食盐,会使烟雾消散,火苗旺盛。

114. **深水挽救鲜花**　剪去花枝末端1小段,然后将鲜花放到盛满很深冷水的容器中,留花头露出水面,待1～2个小时后花朵就会苏醒过来。

115. **存放大葱技巧**　将大葱根朝下竖直插在浅水盆中,大葱不会烂还可生长。将大葱叶晒蔫,带叶捆好放在阴暗处,就可存放长久。

116. **牙膏对烧、烫伤有疗效**　若有小面积皮肤损伤或烧伤、烫伤,抹少许牙膏,立即止血止痛,防止感染,疗效颇佳。

117. **擦纱窗妙招**　可将洗衣粉、吸烟剩下的烟头一起放在水里,待溶解后,拿来擦玻璃窗、纱窗效果不错。

118. **残茶叶妙用1**　将残茶叶浸入水中数天后,浇在植物根部,可促进植物生长;把残茶叶晒干,放到厕所或沟渠里燃熏,能消除恶臭驱除蚊蝇。

119. 残茶叶妙用 2 残茶叶擦洗木、竹桌椅,使其更光洁。把残茶叶晒干,铺撒潮湿处,能去潮;残茶叶晒干,装入枕套可充当柔软的枕心。

120. 沙锅使用注意事项

①买来的沙锅第一次使用时,最好用来熬粥,或者用它煮一煮浓淘米水,以堵塞沙锅的微细孔隙,防止渗水。

②用沙锅熬汤、炖肉时,要先往沙锅里放水,再把沙锅置于火上,先用文火,再用旺火。

③从火上端下沙锅时,一定要放在干燥的木板或草垫上,切不要放在瓷砖或水泥地面上。

121. 男子剃须须知 男子剃须时,用牙膏替换肥皂,因牙膏不含游离碱,对皮肤无刺激,气味清香,使人有清凉舒爽之感。

122. 洗澡时用牙膏效果好 洗澡时用牙膏代替浴皂搓洗身体,浴后浑身不仅凉爽,还有明显洁肤和预防痱子的作用。

123. 牙膏可除表面划痕 用棉花蘸上牙膏可擦去有机玻璃表面因磨擦、碰撞时轻微的划痕和擦毛。

124. 肥皂头制作药皂 把用过的肥皂头加水煮成肥皂水溶液,再加8～9滴来苏尔,就制成了药皂。

125. 头发防针锈 将一团头发缝在 1 个小布袋内,缝衣针插在袋子上,可使其永不生锈。

126. 摩托车锁防冻法 冬天摩托车车锁容易受冻,在摩托车门锁洞口贴上胶带或灌入少许凡士林油,锁洞就不会冻住了。